U0746569

中医适宜技术操作入门丛书

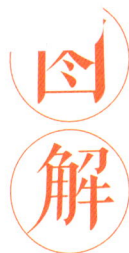

图解
穴位贴敷疗法

总 主 编 　张伯礼
副总主编 　郭 义　王金贵
主 　 编 　郭笑冬　宗振勇

中国健康传媒集团
中国医药科技出版社

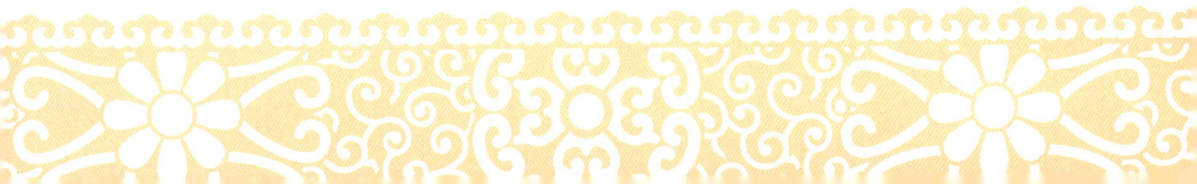

内 容 提 要

本着"看得懂、学得会、用得上"的编写原则，本书重点突出穴位贴敷疗法的临床操作技术及相关知识。全书图文并茂，更配以操作视频，用二维码的形式附于正文相应位置，方便实用，真正实现"看得见的操作、听得见的讲解"。适用于广大针灸临床工作者、爱好中医传统疗法的医疗工作者、基层大夫、各级诊所大夫及中医爱好者参考使用。

图书在版编目（CIP）数据

图解穴位贴敷疗法 / 郭笑冬，宗振勇主编 . — 北京：中国医药科技出版社，2018.1

（中医适宜技术操作入门丛书）

ISBN 978-7-5067-9626-2

Ⅰ . ①图… Ⅱ . ①郭… ②宗… Ⅲ . ①穴位－中药外敷疗法－图解 Ⅳ . R244.9-64

中国版本图书馆 CIP 数据核字（2017）第 250727 号

ISBN 978-7-88728-202-6

本书视频音像电子出版物专用书号：

9 787887 282026 >

美术编辑　陈君杞

版式设计　也　在

出版　中国医药科技出版社

地址　北京市海淀区文慧园北路甲 22 号

邮编　100082

电话　发行：010-62227427　邮购：010-62236938

网址　www.cmstp.com

规格　710 × 1000mm $\frac{1}{16}$

印张　16 $\frac{1}{2}$

字数　258 千字

版次　2018 年 1 月第 1 版

印次　2024 年 4 月第 5 次印刷

印刷　北京盛通印刷股份有限公司

经销　全国各地新华书店

书号　ISBN978-7-5067-9626-2

定价　**49.00 元**

获取新书信息、投稿、为图书纠错，请扫码联系我们。

王序

    中医药是中国古代科学技术的瑰宝,是打开中华文明宝库的钥匙。一直以来,中医药以独特的理论、独特的技术在护佑中华民族健康中发挥着独特的作用。正如习近平总书记在全国卫生与健康大会上所强调的,中医药学是我国各族人民在长期生产、生活和同疾病做斗争中逐步形成并不断丰富发展的医学科学,是我国具有独特理论和技术方法的体系。

    "千淘万漉虽辛苦,吹尽狂沙始见金。"从针刺到艾灸,从贴敷到推拿,从刮痧到拔罐,这些技术经过历史的筛选,成为中医药这个宝库中的珍宝,以其操作便捷、疗效独特、安全可靠受到历代医家的青睐,并深深地融入人民群众的日常生活中。这些独特的技术不仅成为中医药独特的标识基因,更成为人民群众养生保健、疗病祛疾的重要选择。

    党的十八大以来,以习近平同志为核心的党中央把中医药提升到国家战略高度、作为建设健康中国的重要内容,提出了一系列振兴发展中医药的新思想、新论断、新要求,谋划和推进了一系列事关中医药发展的重大举措,出台了《中华人民共和国中医药法》,印发了《中医药发展战略规划纲要(2016—2030年)》,建立了国务院中医药工作部际联席会议制度,发表了《中国的中医药》白皮书,推动中医药从认识到实践的全局性、深层次的变化。

    刚刚胜利闭幕的党的十九大,作出了"坚持中西医并重,传承发展中医药事业"的重大部署,充分体现了以习近平同志为核心的党中央对中医药工作的高度重视和亲切关怀。这为我们在新时代推进中医药振兴发展提供了遵循、指明了方向。

习近平总书记指出，坚持中西医并重，推动中医药与西医药协调发展、相互补充，是我国卫生与健康事业的显著优势。近年来，我们始终坚持以人民为中心的发展思想，按照深化医改"保基本、强基层、建机制"的要求，在基层建立中医馆、国医堂，大力推广中医适宜技术，提升基层中医药服务能力。截至2016年底，97.5%的社区卫生服务中心、94.3%的乡镇卫生院、83.3%的社区卫生服务站和62.8%的村卫生室能够提供中医药服务。"十三五"以来，我们启动实施了基层中医药服务能力提升工程"十三五"行动计划，把大力推广中医适宜技术作为工作重点，并提出了新的更高的要求。

在世界中医药学会联合会中医适宜技术评价与推广委员会、中国健康传媒集团和天津中医药大学的大力支持下，张伯礼院士、郭义教授组织专家对21种中医适宜技术进行了系统梳理，包括拔罐疗法、推拿罐疗法、皮肤针疗法、火针疗法、刮痧疗法、耳针疗法、电针疗法、水针疗法、微针疗法、皮内针疗法、子午流注针法、刺络放血疗法、穴位贴敷疗法、穴位埋线疗法、艾灸疗法、自我康复推拿、小儿推拿、推拿功法、伤科病推拿、内科病推拿、食养食疗法，从基础理论、技法介绍、临床应用等方面详细加以阐述，编纂成《中医适宜技术操作入门丛书》。该丛书理论性、实用性、指导性都很强，语言通俗，图文并茂，还配有操作视频，适合基层医务工作者和中医爱好者学习使用。

希望这套丛书能够让中医适宜技术"飞入寻常百姓家"，更好地造福人民群众健康，为健康中国建设作出贡献。

国家卫生计生委副主任
国家中医药管理局局长
中华中医药学会会长
2017年10月

张序

　　2016 年 8 月，全国卫生与健康大会在北京召开。这是新世纪以来，具有里程碑式的卫生工作会议，吹响了建设健康中国的号角。习近平总书记出席会议并发表重要讲话。他强调，没有全民健康，就没有全面小康。要把人民健康放在优先发展的战略地位，以普及健康生活、优化健康服务、完善健康保障、建设健康环境、发展健康产业为重点，加快推进健康中国建设，为用中国式办法解决世界医改难题进行了具体部署。

　　习近平总书记指出，在推进健康中国建设的过程中，要坚持中国特色卫生与健康发展道路。预防为主，中西医并重，推动中医药和西医药相互补充、协调发展，努力实现中医药健康养生文化的创造性转化、创新性发展。中医药要为健康中国建设贡献重要力量。

　　中医药学是中华民族在长期生产与生活实践中认识生命、维护健康、战胜疾病的经验总结，是中国特色卫生与健康的战略资源。广大人民群众在数千年的医疗实践中，积累了丰富的防病治病经验与方法，形成了众多有特色的中医实用适宜技术。前几十年，由于以药养医引致过度检查、过度医疗，使这些适宜技术被忽视，甚至丢失。这些技术简便验廉，既可以治病，也可以防病保健；既可以在医院使用，也可以在社区家庭应用，在健康中国的建设中大有可为，特别是对基层医疗单位具有重要的实用价值。

　　记得 20 世纪六七十年代有一本书，名为《赤脚医生手册》，这本深紫色塑料皮封面的手册，出版后立刻成为风靡全国的畅销书，赤脚医生几乎人手一册。从常见的感冒发热、腹泻到心脑血管疾病和癌症；从针灸技术操作、中草药到常用西药，无所不有。在长达 30 年的岁月里，《赤脚医生手册》不仅在经济不发达的缺医少药时代为我们国家培养了大量赤脚医生和基层工作人员，解决了几亿人的医疗问题，立下汗马功劳，这本书也可以说是全民健康指导手册。

　　编写一套类似《赤脚医生手册》的中医适宜技术丛书是我多年的夙愿。现在在医改深入进程中，恰逢其时。因此，我们组织天津中医药大学有关专家，在世界中医药学会联合会中医适宜技术评价和推广委员会、中国针灸学会刺络与拔罐专业委员会的大力协助下，在中国医药科技出版社的支持策划下，对千百年来医家用之有效、民间传之已久的一些中医适宜技术做了比较系统的整理，并结合医务工作者的长期实践经验，精心选择了 21 种中医适宜技术，编撰了这套《中医适宜技术操作入门丛书》。

　　丛书总体编写的原则是：看得懂，学得会，用得上。所选疗法疗效确实，安全性好，针对性强，重视操作，力求实用，配有技术操作图解，清晰明了，图文并茂，并把各技术操作方法及要点拍成视频，扫二维码即可进入学习。本丛书详细介绍了各种技术的操作要领、操作流程、适应证和注意事项，以及这些技术治疗的优势病种，使广大读者可以更直观地学习，可供各级医务工作者及广大中医爱好者选择使用。当然，书中难免会有疏漏和不当之处，敬请批评指正，以利再版修正。

中国工程院院士

天津中医药大学校长　　张伯礼

中国中医科学院院长

2017 年 7 月

前言

　　中医是中华民族在长期的生产与生活实践中认识生命、维护健康、战胜疾病的宝贵经验总结。广大人民群众在数千年的医疗实践中积累了丰富的防病治病的方法，从而形成了众多中医特有的实用疗法。它们是我国传统医学宝库中的一大瑰宝，也是中医学的重要组成部分。

　　为了继承和发扬这些中医特有的宝贵经验，普及广大民众的医学保健知识，满足广大民众不断增长的自我保健需求，中国医药科技出版社和世界中医药学会联合会组织有关专家，根据中医药理论，对千百年来民间传之已久、医家用之于民、经实践反复验证而使用至今的一些中医实用技术做了系统整理，并结合医务工作者们的长期实践经验，精心选择了 21 种中医实用疗法，编撰了这套《中医适宜技术操作入门丛书》。

　　本丛书所选疗法疗效确实，针对性强，有较高的实用价值。本着"看得懂，学得会，用得上"的原则，我们在编写过程中重视实用和操作，文中配有操作技术的图解，语言表达生动具体、清晰明了，力求做到图文并茂，并把各技术操作方法及要点拍成视频，主要阐述它们的技术要领、规程、适应证和注意事项，使广大读者可以更直观更简便地学习各种技术的具体操作流程。这些适宜技术不但能够保健治病，在关键时刻还可以救急保命，具有疗效显著、取材方便、经济实用、操作简便、不良反应少等特点，非常适合基层医疗机构推广普及，有的疗法老百姓也可以在医生的指导下用来自我治病和保健。

　　本丛书在编写过程中得到了世界中医药学会联合会和中国医药科技出版社的大力支持，中医界众多同道也提出了许多有建设性的建议和指导，由于条件有限，未能一一列出，在此我们深表谢意。由于编者水平有限，书中难免会有疏漏和不当之处，敬请批评指正。

丛书编委会

2017 年 7 月

中医药作为我国独特的卫生资源，人民群众对中医药服务的需求日益旺盛，这就要求广大医务工作者要努力继承、发展和利用好中医药，促进中医药事业健康发展。

穴位贴敷疗法作为中医学的重要组成部分，历史悠久，是经过长期的临床实践证实的一种行之有效、独特的中医外治法。穴位贴敷疗法以中医整体观念和辨证论治为基础，通过药物刺激体表穴位，以外达内，从而达到内病外治的疗效。

本书分为基础篇、技法篇、临床篇，分别介绍了穴位贴敷疗法机制原理、应用范围、注意事项以及临床常见疾病的选穴用药和具体治疗操作方法。书中所选病种包括内科、外科、妇科、儿科及骨科等临床常见病、多发病。本书编写参考了中医经典、国家级规划教材、中国国家标准化管理委员会制定的"腧穴名称与定位"标准（2006-12-01实施），和大量穴位贴敷疗法文献，以文字、图片及表格相结合的方式表达，尤其配了一些操作视频，真正实现"看得见的操作，听得见的讲解"，力求纲目清晰、通俗易懂，融科学性、实用性于一体，适合广大基层医务工作者及中医爱好者阅读参考。

本书旨在弘扬中医文化，为推广和普及中医传统疗法贡献一份力量，限于编者水平有限，本书难免存在疏漏及不当之处，敬请读者批评指正。

编　者

2017 年 6 月

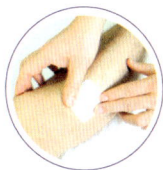

目录
CONTENTS

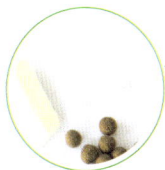

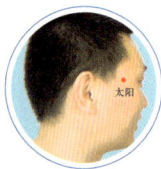

临床篇

临床篇

临床篇

临
床
篇

临床篇

临床篇

穴位贴敷疗法
是中国劳动人民长期与疾病斗争实
践中总结出来的一套独特的、行之有效的
治疗方法，有着极为悠久的历史，历经无数次
的实践、认识、再实践、再认识的发展过程，得到
了发展和完善。

穴位贴敷疗法是以中医理论为基础，以整体观念
和辨证论治为原则，根据经络学说，通过辨证论治，
选取相应的腧穴，并选用适当的药物进行贴敷，通
过中药对腧穴的刺激，发挥经络系统整体调节
作用，从而发挥调和阴阳、扶正祛邪、疏
通经络、平衡脏腑作用，达到预防
及治疗疾病的目的。

基础篇

第一章 历史源流

穴位贴敷疗法是中医临床广泛应用的一种外治法，也是中医治疗学的重要组成部分。它是以中医经络学说为理论依据，根据病情需要把不同药物研成细末，用水、姜汁、醋、酒、蜂蜜、植物油等各种各样赋形剂制成软膏、丸剂或饼剂，或将中药汤剂熬成膏，直接贴敷穴位、患处（阿是穴），通过药力作用于肌表，传于经络、脏腑，从而达到治疗疾病的一种无创痛穴位疗法，是中国劳动人民长期与疾病作斗争中总结出来的一套独特的、行之有效的治疗方法，经历了无数次的实践、认识、再实践、再认识的发展过程，有着极为悠久的发展历史。

穴位贴敷疗法最早起源可以追溯到远古时期。人们在与野兽和自然的对抗中常常导致外伤疾病，常用树叶、根茎等涂覆伤口，随着长期的经验累积，逐渐发现一些植物可以起到止血消肿止痛等作用。在 1973 年湖南长沙马王堆 3 号汉墓出土的我国现存最早医方专著《五十二病方》中，就有用芥子泥贴敷于百会穴，使局部皮肤发红，治疗毒蛇咬伤的记载。书中还有"傅"、"涂"、"封安"等创口外敷之法，其中用酒剂外用以止痛和消毒最为后世广泛应用，这当为酒剂外用的最早记载。

春秋战国时代对穴位贴敷疗法的作用和疗效有了进一步的认识，并将其初步运用于临床。在《灵枢·经脉》篇记载："足阳明之筋……颊筋有寒，则急引颊曰移口，有热则筋缓，不胜收放僻，治之以马膏，膏其急者，以白酒和桂，以涂其缓者……"被后世誉为最早的膏药之使用，开创了现代膏药之先河。

东汉时期的医圣张仲景在《伤寒杂病论》中记述了烙、熨、外敷、药浴等多种外治之法，而且列举了各种贴敷方，有证有方，方法齐备，如治劳损的五养膏、玉泉膏。华佗在《神医秘传》中治脱疽"用极大甘草，研成细末，麻油调敷极厚，逐日更换，十日而愈。"上述记载表明在汉代、甚至汉代以前，我国古代医药家已有穴位贴敷的应用。

晋唐时期，穴位贴敷外治疗法已广泛地应用于临床。晋·葛洪的《肘后备急方》中记载"治疟疾寒多热少，或但寒不热，临发时以醋和附子末涂背上"，并收录了大量的外用膏药，如续断膏、丹参膏、雄黄膏、五毒神膏等，注明了具体的制用方法。唐·孙思邈在《孙真人海上方》中写道："小儿夜哭最堪怜……朱甲末儿脐上贴，悄悄清清自然安"。

宋（元）明时期，中药外治法不断改进和创新，极大地丰富了穴位贴敷疗法的内容。如宋代《太平圣惠方》中记载："治疗腰腿脚风痹冷痛有风，川乌头三个去皮脐，为散，涂帛贴，须臾即止"。《圣济总录》中指出："膏取其膏润，以祛邪毒，凡皮肤蕴蓄之气，膏能消之，又能摩之也"，初步探讨了膏能消除"皮肤蕴蓄之气"的中药贴敷治病的机理。

明代《普济方》中有"鼻渊脑泻生附子末，葱涎和如泥，罨涌泉穴"的记述。李时珍的《本草纲目》中更是收载了不少穴位贴敷疗法，并为人们所熟知和广泛采用。如"治大腹水肿，以赤根捣烂，入元寸，贴于脐心，以帛束定，得小便利，则肿消"等等。另外，吴茱萸贴足心治疗口舌生疮、黄连末调敷足心治疗小儿赤眼至今仍在沿用。

清代是穴位贴敷疗法较为成熟的阶段，期间出现了不少中药外治的专著，其中以《急救广生集》、《理瀹骈文》最为著名。《急救广生集》又名《得生堂外治秘方》，是程鹏之经数十年精心汇聚而成，是后世研究和应用外治的经典之作，书中详细地记载了清代嘉庆前千余年的穴位外敷治病的经验和方法，并强调在治疗过程中应注意"饮食忌宜"、"戒色欲"等。《理瀹骈文》一书，是著名"外治之宗"吴师机的专著。此书中除了总结他多年的临床经验，并对外治法进行了系统的整理和理论探索。书中每病治疗都以膏药薄贴为主，选择性地配以点、敷、熨、洗、搐、擦等多种外治法，涉及病种广泛，把穴位贴敷疗法治疗疾病的范围推及到内、外、妇、儿、皮肤、五官等科，指出"膏药能治病，无殊汤药，用之得法，其响立应"，提出了"以膏统治百病"，并依据中医基本理论，对内病外治的作用机理、制方遣药、具体运用等方面，作了较详细的论述，提出外治部位"当分十二经"，药物当置于"经络穴………与针灸之取穴同一理"之论点。

新中国成立以后，专家学者们对历代文献进行考证、研究和整理，出版了一大批相关专著，如《穴敷疗法聚方镜》《中国贴敷治疗学》等，系统整理和阐述了药物敷贴疗法理论及其临床应用研究进展，使穴位贴敷疗法得到了全面的发展，尤其是以冬病夏治为主的三伏贴为代表，在全国范围内广泛开展，深受百姓喜爱。随着现代科技的发展，新一代中医学者，打破了传统治疗理念，为穴位贴敷疗法注入了新的活力，研制出新的具有治疗作用的仪器加强穴位贴敷外治协同运用，同时改革剂型和贴敷方式，用橡胶和配合剂（氧化锌、凡士林等）作为基质，加入中药提炼的挥发油或浸膏制成的硬膏剂，如麝香虎骨膏、关节止痛膏等，还有在贴敷方中加入透皮吸收促进剂来促进治疗性药物高效率地、均匀持久地透过皮肤的贴敷剂，如复方洋金花止咳平喘膏等。

第二章

理论基础

　　穴位贴敷疗法是以中医理论为基础，以整体观念和辨证论治为原则，依据"外治之法亦即内治之法，外治之理亦即内治之理，所异者法耳！"的内病外治理论，根据经络学说，在病体相应的腧穴上，选用适当的药物进行贴敷，通过经络对机体的调整作用，而达到预防和治疗疾病的一种疗法。

一、理论依据

整体观念

　　中医学认为人体是以五脏为中心，通过经络系统，把六腑、五体、五官九窍、四肢百骸等全身组织联系成有机的整体，并通过精、气、血、津液的作用，来完成官窍之间结构上不可分割、功能上相互协调、病理上相互影响的联系。人体是一个多层次结构的不可分割的整体。人体各部分、各脏腑形体有机整体的构成，更体现在人与自然、社会环境的统一性。因此在疾病的防治过程中，要顺应四时气候变化的规律，"冬病夏治""夏病冬治"即是遵四时之变而预培人体之阴阳，从而达到事半功倍之效。总之，整体观念不仅体现在生理、病理上，也体现在依其内在的联系指导疾病的治疗上。

经络学说

经络是人体组织结构的重要组成部分，是人体气血运行的通路，联络脏腑形体官窍，沟通人体表里、上下的一个独特的系统。它内属脏腑，外络肢节，可以运行气血，协调阴阳，营养全身。《灵枢·经筋》篇曰："经脉者，所以决生死，处百病，调虚实，不可不通。"经络系统通过其沟通联系，运输气血作用，对各脏腑形体官窍的功能活动进行调节，维持阴阳动态平衡状态，在指导疾病诊断与防治方面也具有重要价值。《灵枢·九针十二原》说："五脏有疾也，应出十二原，而原各有所出，明知起原，睹其应，而知五脏之害。"

二、作用原理

穴位刺激作用

中医理论认为人体是一个有机的整体，构成人体的各个组成部分之间，在功能上是相互联系，在病理上是相互影响的，这种联系和影响是以脏腑为中心，通过经络的联络作用而实现的。《灵枢·海论》篇云："夫十二经脉者，内属脏腑，外络肢节，沟通表里，贯穿上下"，是人体营卫气血循环运行出入的通道，而穴位则是上述物质在运行通路中的交汇点，是"肺气所发"和"神气游行出入"的场所，作为脏腑气血汇聚之处，有其独特功能，在药效发挥方面应优于其他部位，对药物具有储存和放大作用。穴位贴敷疗法正是在这种整体观念的指导下，通过穴位刺激作用和特定部位的药物的吸收作用来达到治疗效果。

药物吸收作用

每种中药都有各自的四气五味、升降沉浮和作用归经，通过这些来祛除病邪，消除病因，纠正阴阳的偏盛偏衰，恢复脏腑的功能协调而发挥治疗作用。清·徐大椿曰："汤药不足尽病，用膏药贴之，闭塞其气，使药性从毛孔而入其腠理，通经活络，或提而出之，或攻而散之，较服药尤为有力"。穴位贴敷疗法可以根据药物的不同属性，辨证用药，使之在病体的相应穴位进行吸收，进入体液，通过经脉气血输布五脏六腑、四肢九窍，进而发挥其药理作用。即药物气味入于皮腠、腧穴，继之入于孙脉、络脉，进而入经脉，随气血运行，内达于脏腑，散布于全身，从而发挥药物的治疗作用。《理瀹骈文》谓："昔人治黄疸，用百部根放脐上，以酒和之，以米饭盖之，以口中有酒气为度，又有干姜、白芥子敷脐者，以口中辣去之……"，即说明药物通过腧穴、肌肤、孔窍等处吸收，可以贯通经脉而作用于全身。

疏通经络、平衡脏腑作用

经络沟通人体内外，贯穿上下，通过腧穴将脏腑经络之气输注于体表内外，运行气血，营养全身，因此，中医认为其在疾病的发生、发展与转归上具有十分重要的意义。《灵枢·经筋》篇曰："经脉者，所以决生死，处百病，调虚实，不可不通。"在临床上，通过刺激穴位可疏通经络、调理气血达到平衡脏腑的作用。穴位贴敷疗法就是通过中药对皮肤腧穴的刺激，发挥经络系统整体调节作用而调和阴阳、扶正祛邪、疏通经络，平衡脏腑，达到预防及治疗疾病的目的。

三、应用范围

穴位贴敷疗法适应范围相当广泛，不但可以治疗体表的病证，而且可以治疗内脏的病证，既可治疗某些慢性病，又可治疗一些急性病证。穴位贴敷是在中医理论指导下，在人体一定的穴位上贴敷药物，通过药物的经皮吸收，刺激局部经络穴位，疏通经络，平衡脏腑，以预防和治疗疾病的一种外治方法。其中采用具有刺激性的药物，贴敷穴位引起局部发泡，甚至化脓，中医称之为"灸疮"，这种特殊的穴位贴敷方法称之为"天灸""自灸"或"发泡疗法"。如果将药物贴敷于神阙穴，通过脐部吸收或刺激脐部以防治疾病时，又称"敷脐法"或"脐疗"。

穴位贴敷疗法治疗病证主要包括：内科疾病，如感冒、支气管哮喘、咳嗽、眩晕、头痛、耳鸣、失眠、高血压、脑卒中、心悸、呕吐、胃痛、胃下垂、消化不良、面瘫、面肌痉挛、尿失禁、阳痿、便秘等；骨科疾病，如颈椎病、落枕、腰痛、肩周炎、肱骨外上髁炎、膝关节炎、足跟痛等；外科疾病如痔疮等；妇科疾病，如痛经、乳腺增生、月经不调等；儿科疾病，如小儿疳积、小儿遗尿、小儿口疮、小儿厌食、小儿汗证等；五官科疾病，如鼻炎等等。

此外，穴位贴敷还可运用于养生保健和亚健康状态的调理，在应用时常选用补阴壮阳、益气活血、温经通络的药物，多选用关元、膏肓、气海、足三里、五脏的背俞穴等具有强壮作用的穴位，起到增强人体正气，提高抗病能力，预防疾病的作用。

穴位贴敷疗法

的常用贴敷剂型包括：散剂、丸剂、
膏剂，湿敷剂；常用贴敷方法包括：贴法、
敷法、填法及联合应用法，本书主要介绍临床常
用的丸剂帖法。穴位贴敷的临床用药大致可分为芳
香走窜类药物、刺激发泡类药物及气味俱厚类药物。
穴位贴敷的穴位选择与针灸技术基本一致，也是以
脏腑经络学说为基础，通过辨病与辨证相结合，
选穴方式大致分为：局部取穴、循经远取及特
殊作用取穴。本篇还详细介绍了穴位贴
敷的注意事项及操作流程。

技法篇

第三章

操作基础知识

第一节　常用贴敷剂型

散剂

又称粉剂，是将各种治疗需要的药物加工研碎成粉末，按要求以细筛筛过，混合而成。本法制作简便，剂量可随意增减，药性稳定，可以较长时间储存。

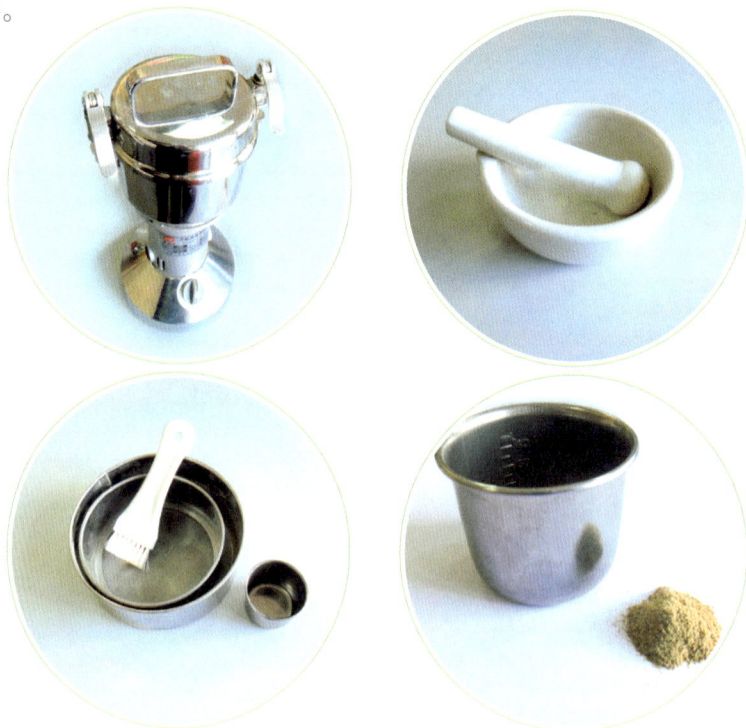

图 3-1-1　常用敷贴药物加工工具

丸剂

是将药物加工粉碎成细末并过筛后，拌和适量的黏糊剂如蜂蜜等，制成如绿豆至黄豆大之小型药丸，进行穴位敷贴。体积较小，药量不大，适用于一般体部穴位及小儿治疗之用。

膏剂

膏剂在穴位敷贴疗法中亦十分常用，临床上使用的有三种类型。

1. 硬膏

为中医传统的固体制剂。制作方法为：将治疗需要的药物入麻油、豆油或其他植物油中浸泡 1~2 天，然后移入锅中加热，至药物炸枯，过滤去渣，再将油用文火慢熬，直到滴水成珠，加入黄丹或铅粉，离火拌匀收膏，将膏摊于厚皮纸、布料块的中央，冷却备用，敷贴时需适当加热。

2. 软膏

为一种半固体制剂，又有两种不同制作类型。

（1）将治疗需用的药物粉碎过筛后，放入醋或白酒内（依据病情的需要）。入锅加热熬成膏状。用时取膏摊贴穴区。这种软膏渗透性强、药物释放缓慢，且有黏着性和延展性。

（2）将应用的药物研末过筛，加入凡士林或蜂蜜、麻油等调和成膏状。用时，可取适量进行敷贴。

3. 膏药胶布

将药物按固定成方配制好，经过工厂特殊工艺加工制成如医用胶布（氧化锌橡皮膏）样的膏药胶布。目前市售膏药胶布有小圆形和大方形，小圆型膏药胶布揭下后可直接贴敷于穴位上，方形膏药胶布，用时可按要求剪成小片贴敷。

湿敷剂

将药物配制好后放入容器内，加水煎煮，用文火慢煮 30~45 分钟，去渣留汁，以棉球或特制的药棒蘸药液，点敷穴位。应注意，煎药时水不可放多，点敷穴位应趁药汁温热之时，才可取得较好的效果。

第二节　常用贴敷方法

贴法

此法应用最广泛。指用膏药或胶布直接将药物贴压于穴区，亦包括将丸剂用胶布粘贴于所选处。贴法保持时间较长，可 2~8 小时换贴一次。

敷法

此法亦较常用，将生药剂或糊剂，直接敷在穴位上，其范围可略大于穴区，上以塑料薄膜盖之，并以纱布、医用胶布固定。每次敷药的时间宜据具体病证、所用药物而定，一般来说，在所敷药物干燥后予以换敷较宜。

填法

本法仅用于神阙穴，将药膏或药粉填于脐中，填药量据病证，年龄及药物而定，填药时间隔一日或隔二日一次。

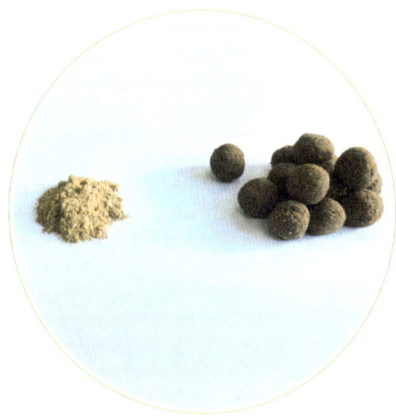

图 3-2-1　敷贴用药物细末及药丸

○ 联合应用法

在敷贴药物的同时，加电、加热，使药物易于透入体内，加强敷贴的治疗作用。

第三节　常用药物

所谓"外治之理，即内治之理，外治之药，亦即内治之药，所异者法耳！"，也就是说临床上有效的汤剂及方剂，一般都可以熬膏或者研末作为穴位贴敷用药防治相应疾病。穴位贴敷的临床用药大致可分为以下三类。

第一类：芳香走窜类药物：此类药物具有通经走窜、开窍活络的作用，能够率领群药开结行滞，直达病所，拔病外出。但此类药物易耗伤人体气血，不宜过量使用。如冰片、麝香、肉桂、细辛、丁香、薄荷、皂角、乳香、没药、花椒、白芷、穿山甲、姜、葱、蒜、韭等。

第二类：刺激发泡类药物：此类药物对皮肤具有一定的刺激作用，可使局部皮肤充血、起泡，能够较好地发挥刺激腧穴的作用，有调节经络脏腑功能的效果。如白芥子、斑蝥、蒜泥、生姜、甘遂、威灵仙、旱莲草等。

第三类：气味俱厚类药物：此类药物气味俱厚，药力峻猛，有时甚至选用力猛有毒的药物。如生半夏、附子、川乌、草乌、巴豆、生南星、苍术、牵牛、斑蝥、大戟等。

正如吴师机所云："膏中用药味，必得气味俱厚者方能得力"。这类药物在临床应用时，应注意掌握用量及贴敷时间，不宜用量过大，贴敷时间也不宜过长。

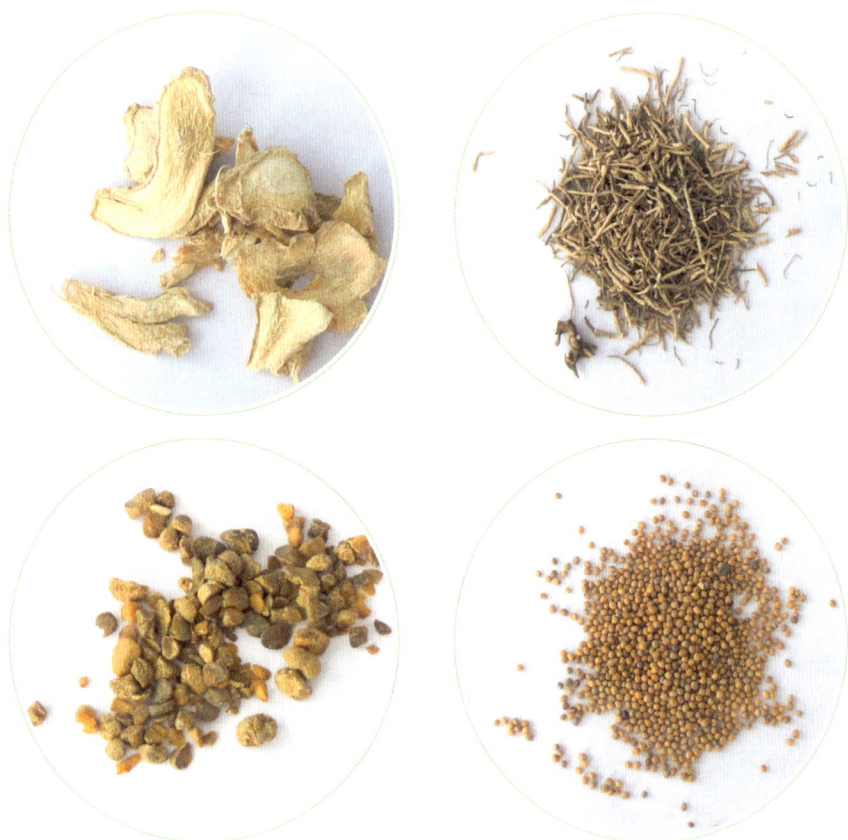

图 3-3-1　敷贴常用中药（依次为干姜、细辛、元胡、白芥子）

第四节　常用选穴原则

穴位贴敷的穴位选择与针灸技术基本一致，也是以脏腑经络学说为基础，根据不同的保健需求和病证、穴位的特性，通过辨病与辨证相结合，合理选取相关穴位，组成处方进行应用。实际操作时，可单选，亦可合选，需要灵活掌握，力求少而精。

穴位选择的大致原则分以下三条：

（1）局部取穴：可以根据保健目的或疾病特点，采用保健部位、疾病部位（阿是穴、体表阳性反应点），或者临近的穴位，如膝关节骨性关节炎选取膝眼，背痛患者选取肩胛骨内侧缘出现的索状物、结节阳性点等。

（2）循经远取：根据中医经络循行线路选取远离病变部位的穴位，亦可按照脏腑辨证选取背俞穴和募穴。如牙痛选取合谷穴，腰痛选取委中穴，支气管哮喘选取肺俞、脾俞、肾俞，胃肠疾患选取胃俞、脾俞等。

（3）特殊作用：某些腧穴的治疗作用还具有相对的特异性。如涌泉穴调理小儿流涎，威灵仙贴敷身柱穴调治百日咳，至阴穴矫正胎位等。

第五节　常用赋形剂

赋形剂能够帮助药物的附着，促进药物的渗透吸收，因此，赋形剂选用适当与否，直接关系到保健治疗的效果。现代穴位贴敷中常用赋型剂：

水：可将药粉调为散剂、糊剂、饼剂等，既能使贴敷的药物保持一定的湿度，又有利于药物附着和渗透。

盐水：性味咸寒，能软坚散结、清热凉血、解毒防腐，并能矫味。

酒：性大热、味甘、辛。活血通络，祛风散寒，行药势，矫味矫臭。可起到行气通络、消肿止痛等作用，促使药物更好地渗透吸收以发挥作用。

醋：性味酸苦、温。具有引药入肝、理气止血、行水消肿、解毒散瘀止痛、矫味矫臭作用。应用醋调和贴敷药，可起解毒、化瘀、敛疮等作用。

生姜汁：性味辛、温。升腾发散而走表，能发表散寒，温中止呕，开痰解毒。

蒜汁：性温味辛。行滞气，暖脾

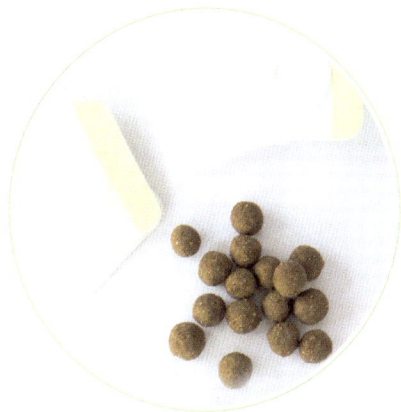

图3-5-1　贴敷用药丸及胶布

胃，消癥积，解毒杀虫。

凡士林：医用凡士林，呈半透明状，主要用于医药上配制各种软膏的基质，还可用于皮肤保护油膏。凡士林黏稠度适宜，穿透性较好，能促进药物的渗透，可与药粉调和为软膏外敷。

鸡蛋清：能清热解毒，含蛋白质和凝胶，能增强药物的黏附性，可使药物释放加快，但容易干缩和变质。

蜂蜜：性凉味甘，具有促进药物吸收的作用，有"天然吸收剂"之称，不易蒸发，能使药物保持一定湿度，对皮肤无刺激性，具有缓急止痛，解毒化瘀，收敛生肌功效。

麻油或植物油：麻油调和贴敷药，能增强药物的黏附性，可润肤生肌。

透皮剂：透皮剂是近年来新兴的一种制剂，可增加皮肤通透性，促进药物透皮吸收，增强贴敷药物的作用，性质稳定、无毒、无味、无刺激性。

第四章

操作事项提示

第一节　注意事项

（1）实施穴位贴敷前要详细询问病史，对贴敷药物过敏者切勿使用本方法。

（2）贴敷后若出现范围较大、程度较重的皮肤红斑、水疱、瘙痒现象，应立即停药，进行对症处理。出现全身性皮肤过敏症状者，应及时到医院就诊。如出现痒、热、微痛等感觉或皮肤有轻度色素沉着，此为正常反应，不必过多担心。

（3）贴敷期间，饮食要清淡，避免烟酒、海鲜、辛辣刺激食品、冰冻食品、豆类及豆制品、黏滞性食物及温热发性食物（如牛羊肉、狗肉、鱼、黄鳝、螃蟹、虾等）。

（4）贴敷当天避免贪凉，不要过度吹电风扇和在过冷的空调房中停留，更要避免空调冷风直接吹到贴敷部位，不利于药物吸收。

（5）注意室内通风，注意防暑。适当活动，但不要做剧烈运动。

（6）凡用溶剂调敷药物时，需随调

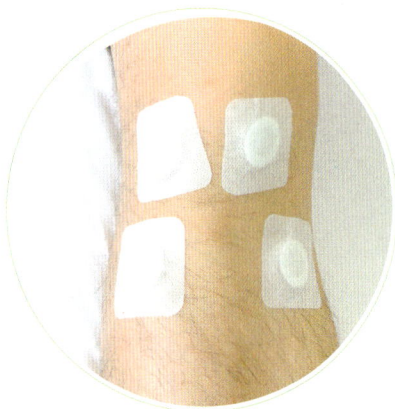

图 4-1-1　穴位贴敷治疗

配随敷用，以防挥发。

（7）对于残留在皮肤上的药膏，不宜用刺激性物质擦洗。

（8）贴敷药物后注意局部防水。

（9）对胶布过敏者，可选用防过敏胶布固定贴敷药物。

（10）小儿皮肤娇嫩，不宜用刺激性太强的药物，贴敷时间也不宜过长。

（11）建议贴敷时间：

①刺激性小的药物每次贴敷 2~6h，可每 1~2 天换药 1 次。

②刺激性大的药物，应视患者的反应和发疱程度确定贴敷时间，数分钟至数小时不等。

③敷脐疗法（即贴敷神阙穴）每次贴敷 2~4 小时，隔日 1 次，所选药物不应为刺激性大及发疱之品。

④冬病夏治穴位贴敷从每年入伏到末伏，一般每 10 天贴 1 次，每次贴 2~4 小时，连续 3 年为 1 疗程。

（12）本书所选俞穴若为双侧，除特殊标注说明外，则双侧穴位均应贴敷药物。

（13）特别提示：因个人体质不同，无论贴敷时间长短，凡出现贴敷局部或全身明显不适者，立即终止，必要时积极就医诊治。

第二节　禁忌

（1）贴敷药物多芳香走窜，具有一定刺激性，故孕妇禁用；幼儿皮肤娇嫩，故慎用。

（2）久病、体弱、消瘦以及有严重心肺肝肾功能障碍者慎用。

（3）贴敷局部皮肤有创伤、溃疡、感染或严重皮肤病者禁用。

（4）疾病发作期的患者，如急性咽喉炎、发热、黄疸、咯血、糖尿病血糖控制不良患者、慢性咳喘病的急性发作期等禁用。

（5）对药物过敏者不宜贴敷；对橡皮膏过敏者应提前告诉医生，可选用防过敏胶布固定贴敷药物。

（6）颜面五官部位、关节、心脏及大血管附近，慎用贴敷，不宜用刺激性太强的药物进行发疱，避免发疱遗留瘢痕，影响容貌或功能。

（7）艾滋病、结核病或其他传染病者慎用。

第三节　异常反应及处理

（1）贴敷后局部皮肤可出现潮红、轻微红肿、小水疱、微痒、烧灼感、色素沉着等情况，均为药物的正常刺激作用，不需特殊处理，但应注意保持局部干燥，不要搓抓局部，也不要使用洗浴用品及涂抹其他止痒药品，防止对局部皮肤的进一步刺激。

（2）贴敷药物后，局部出现热、凉、麻、痒或轻度疼痛属正常现象，如贴敷处有烧灼或针刺样剧痛，难以忍受时，可提前揭去药物，及时终止贴敷。

（3）皮肤过敏可外涂抗过敏药膏，若出现范围较大、程度较重的皮肤红斑、水疱、瘙痒现象，或出现全身性皮肤过敏症状者，应立即终止贴敷，及时到医院就诊处理。

（4）皮肤出现小水疱，可表面涂以0.2%碘伏消毒溶液，待其自然吸收。水疱较大者，可先用消毒针从水疱下端挑破，排尽疱液，或用一次性注射器抽出疱液，然后涂以0.2%碘伏消毒溶液，以防感染。如果水疱中有脓性分泌物，或出现皮肤破溃、露出皮下组织、出血等现象，应到医院积极对症治疗。

第四节　操作流程

（1）准备好贴敷药物。

（2）准备好贴敷胶布。

（3）将药丸置于胶布中心。

（4）进行穴位定位。

（5）将药物贴敷至相关穴位。

（6）核对穴位，贴敷完成。

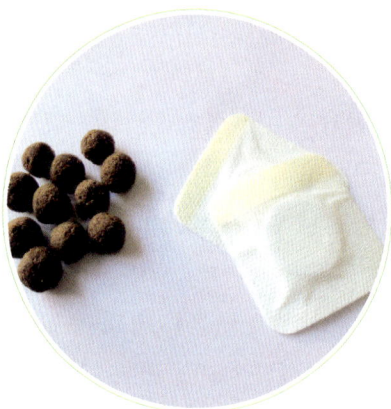

图 4-4-1　准备好贴敷用药

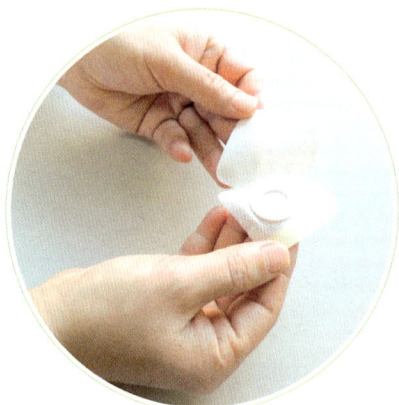

图 4-4-2　准备好贴敷胶布

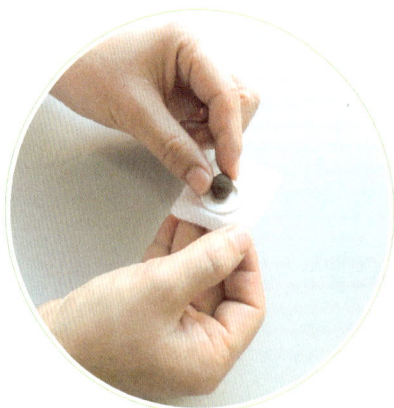

图 4-4-3　将药丸置于胶布中心

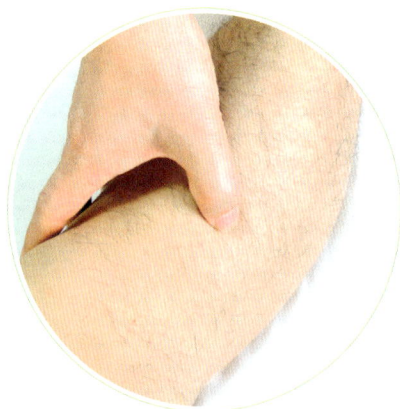

图 4-4-4　进行穴位定位

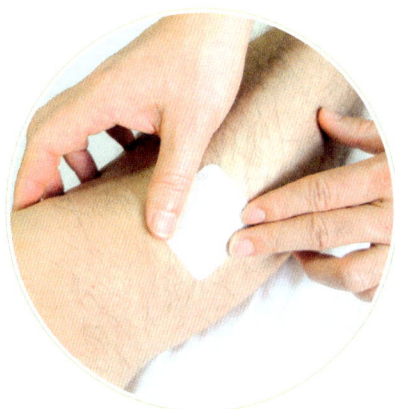

图 4-4-5　将药物贴敷至相关穴位

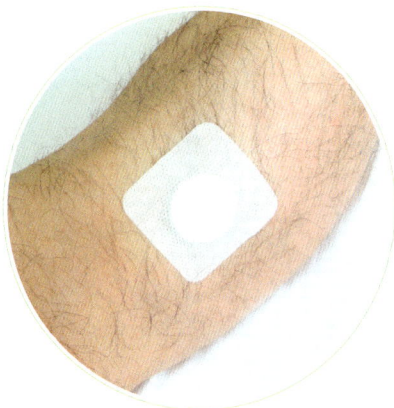

图 4-4-6　核对穴位，贴敷完成

穴位贴敷

是在中医理论指导下，在人体一定
的穴位上贴敷药物，通过药物的经皮吸收，
刺激局部经络穴位，疏通经络，平衡脏腑，以预
防和治疗疾病的一种外治方法。穴位贴敷疗法适应范
围相当广泛，不但可以治疗体表的病证，而且可以治疗
内脏的病证，既可治疗某些慢性病，又可治疗一些急性
病证。治疗病证主要包括以下疾病：内科疾病，如支气
管哮喘、咳嗽、眩晕、头痛、耳鸣、失眠、呕吐、胃痛、
胃下垂等；骨科疾病，如颈椎病、落枕、腰痛、肩周
炎、足跟痛等；外科疾病如痔疮等；妇科疾病如痛
经、乳腺增生、月经不调等；儿科疾病如小儿
疳积、小儿遗尿、小儿厌食等；五官科
疾病如鼻炎等。

临床篇

第五章　内科疾病

第一节　感冒

概述

感冒亦称伤风，是感受风寒、风热等病邪所致的常见病，本病四季均可发生，尤以冬春季为多见。临床以恶寒、发热、头痛、鼻塞、喷嚏、声重、咽痛不适等为主要症状。现代医学普通感冒、上呼吸道感染而表现感冒特征者，均可以参照本章内容辨证施治。

病因病机

感冒的病因是因六淫、时行之邪，侵袭肺卫，以致卫表不和，肺失宣肃而为病。病机的关键在于卫气之强弱，若卫外功能减弱，外邪乘虚而入，即可致病。由于四时六气不同，及体质的差异，故临床表现有风寒、风热及气虚感冒之分。

辨证论治

风寒束表

辨证要点

恶寒重，发热轻，无汗，头痛，肢节酸痛，鼻塞声重或鼻痒喷嚏，时流清涕，咽痒，咳嗽，痰吐稀薄色白，口不渴，或渴喜热饮，舌苔薄白而润，脉浮或浮紧。

治则

辛温解表。

处方

体穴处方： 大杼、风门、肺俞。（图 5-1-1）

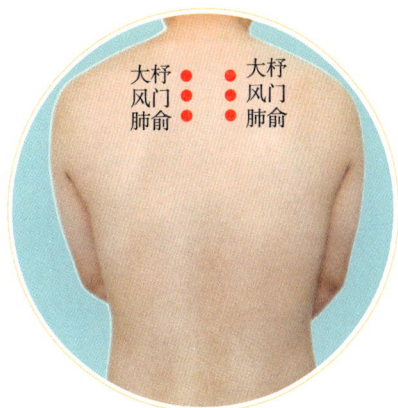

大杼 大杼
风门 风门
肺俞 肺俞

大杼：在脊柱区，第 1 胸椎棘突下，后正中线旁开 1.5 寸。

风门：在脊柱区，第 2 胸椎棘突下，后正中线旁开 1.5 寸。

肺俞：在脊柱区，第 3 胸椎棘突下，后正中线旁开 1.5 寸。

图 5-1-1　大杼至肺俞体表定位

药物处方： 白芥子 10g、细辛 6g、荆芥 15g、防风 15g、麻黄 6g。

操作

上述药物按照以上比例，研末后密封保存备用。贴敷时取少量药末与姜汁调和，做成 1cm 直径的药丸贴敷在所选穴位上，外用医用橡皮膏固定。每日贴敷 1 次，每次贴敷 2~4 小时。5 天为 1 疗程。

风热犯表

辨证要点

身热较重，微恶风，汗出不畅，头胀痛，面赤，咳嗽，痰黏或黄，咽燥，或咽喉肿痛，鼻塞，流黄浊涕，口干欲饮，舌苔薄白微黄，舌边尖红，脉浮数。

治则

辛凉解表。

处方

体穴处方：大椎、肺俞、尺泽、合谷。（图 5-1-2～图 5-1-4）

大椎：在脊柱区，第 7 颈椎棘突下凹陷中，后正中线上。

快捷取穴方法：坐位低头，项后脊柱最上方突起下缘凹陷处。

肺俞：在脊柱区，第 3 胸椎棘突下，后正中线旁开 1.5 寸。

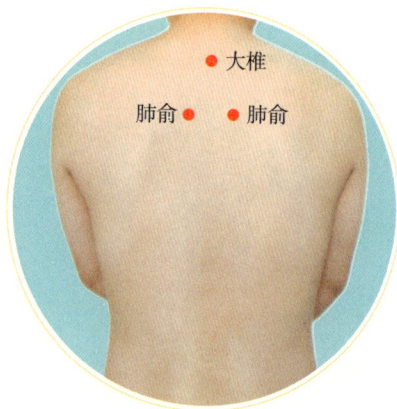

图 5-1-2　大椎、肺俞体表定位

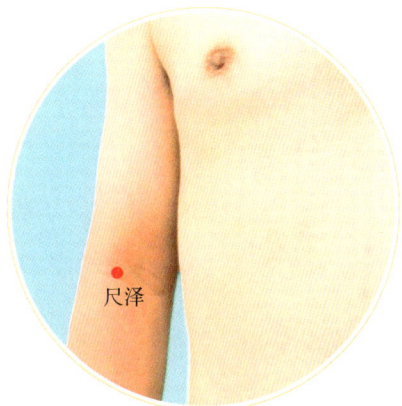

尺泽：在肘区，肘横纹上，肱二头肌腱桡侧缘凹陷中。

快捷取穴方法：在肘区，肘横纹上，肱二头肌腱桡侧缘凹陷中。

图 5-1-3　尺泽体表定位

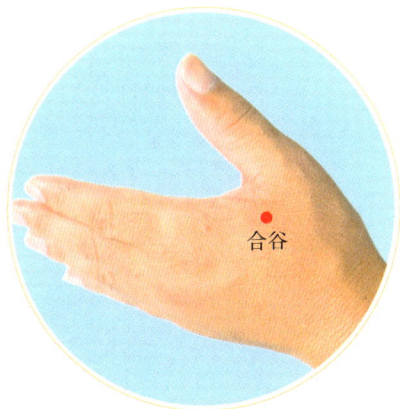

合谷：在手背，第二掌骨桡侧的中点处。

图 5-1-4　合谷体表定位

药物处方：白芥子 10g、荆芥 10g、薄荷 10g、银花 10g、连翘 10g、牛蒡子 10g。

⊙ **操作**

上述药物按照以上比例，研末后密封保存备用。贴敷时取少量药末与姜汁调和，做成 1cm 直径的药丸贴敷在所选穴位上，外用医用橡皮膏固定。每日贴敷 1 次，每次贴敷 2~4 小时。5 天为 1 疗程。

气虚感冒

辨证要点

恶寒较甚，发热，无汗，头痛身楚，咳嗽，痰白，咯痰无力，平素身疲气弱，气短懒言，反复易感，舌淡，苔白，脉浮而无力。

治则

益气解表。

处方

体穴处方：风门、肺俞、膏肓、气海、膻中、足三里。(图 5-1-5~ 图 5-1-8)

风门：在脊柱区，第 2 胸椎棘突下，后正中线旁开 1.5 寸。

肺俞：在脊柱区，第 3 胸椎棘突下，后正中线旁开 1.5 寸。

膏肓：在脊柱区，第 4 胸椎棘突下，后正中线旁开 3 寸。

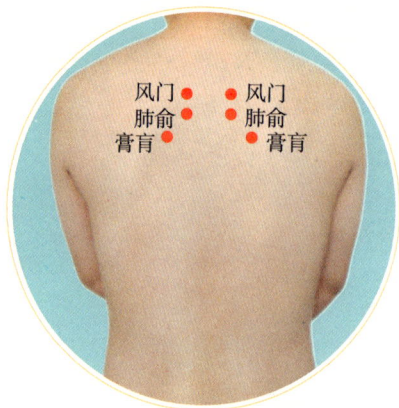

图 5-1-5 风门至膏肓体表定位

气海：在下腹部，脐中下 1.5 寸，前正中线上。

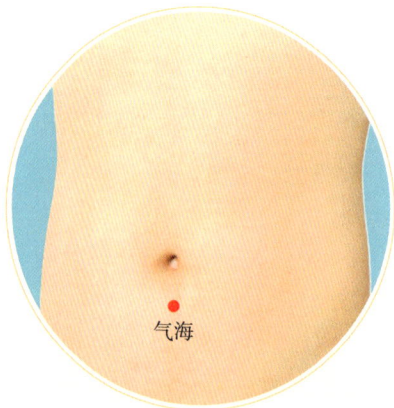

图 5-1-6 气海体表定位

膻中：在上腹部，横平第 4 肋间隙，前正中线上。

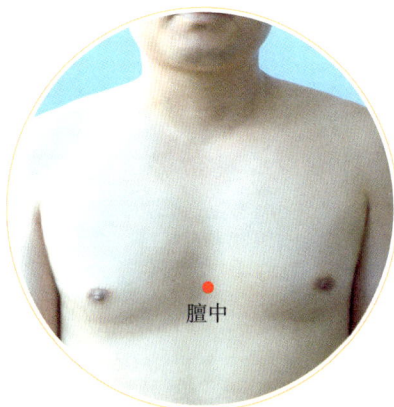

图 5-1-7　膻中体表定位

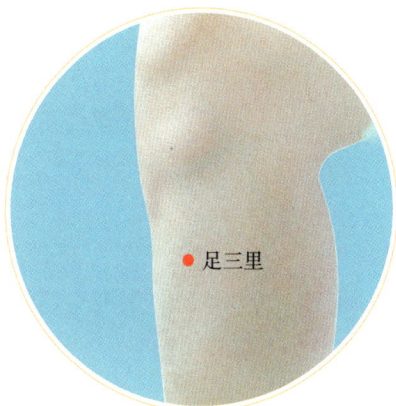

足三里：在小腿外侧，犊鼻下 3 寸，犊鼻与解溪连线上。

快捷取穴方法：用同侧手张开虎口围住髌骨上外缘，四指直指向下，中指尖的指处。

图 5-1-8　足三里体表定位

药物处方：白芥子 10g、党参 20g、桂枝 10g、防风 10g、黄芪 20g。

操作

上述药物按照以上比例，研末后密封保存备用。贴敷时取少量药末与姜汁调和，做成 1cm 直径的药丸贴敷在所选穴位上，外用医用橡皮膏固定。每日贴敷 1 次，每次贴敷 2~4 小时。5 天为 1 疗程。

第二节　哮喘

概述

　　哮喘是由于宿痰伏肺，遇诱因或感邪引触，以致痰阻气道，肺失肃降，痰气交阻引起的发作性痰鸣气喘疾患。发作时喉中哮鸣有声，呼吸气促困难，甚至喘息不能平卧为主要表现。

　　西医学支气管哮喘属中医哮喘范畴，是由多种细胞和细胞组分参与的气道慢性炎症性疾病，这种慢性炎症与气道高反应性相关，通常出现广泛而多变的可逆性气流受限，导致反复发作的喘息、气促、胸闷和咳嗽等症状，多在夜间和清晨发作或加剧。

病因病机

1.病因

（1）外邪侵袭

　　外感风寒或风热之邪，失于表散，邪遏肺气，气不布津，聚液生痰。吸入花粉、烟尘、异味气体等，肺失宣降，津液停聚，痰浊内蕴。

（2）饮食不当

　　过食生冷，津液凝聚，寒饮内停。嗜食酸、咸或甘肥甜腻之类，积痰蒸热。进食海膻发物后诱发。

（3）病后体虚

　　素质不强，易受邪侵。病后体弱，阳虚阴盛，气不化津，痰饮内生；或阴虚阳盛，热蒸液聚，痰热胶固。

2.病机

　　中医学认为，本病主要因痰饮伏肺而引发。痰的产生主要由于肺不能布散津液，脾不能运输精微，肾不能蒸化水液，以致津液凝聚成痰，伏藏于肺，如遇气候、饮食、情志、劳累等各种诱因，均可引起发作。《证治汇补·哮病》"内因有壅塞之气，外有非时之感，膈有胶固之痰，三者相合，闭拒气道，搏击有声，发为哮病"。

辨证论治

寒哮

◉ 辨证要点

呼吸急促，喉中哮鸣有声，胸膈满闷如窒，痰少咳吐不爽，白色黏痰，口不渴，或渴喜热饮，天冷或遇寒而发，形寒怕冷，或有恶寒，流涕等表寒证，舌苔白滑，脉弦紧或浮紧。

◉ 治则

温肺散寒，化痰平喘。

◉ 处方

体穴处方：天突、大椎、肺俞、膏肓、风门。（图5-2-1、图5-2-2）

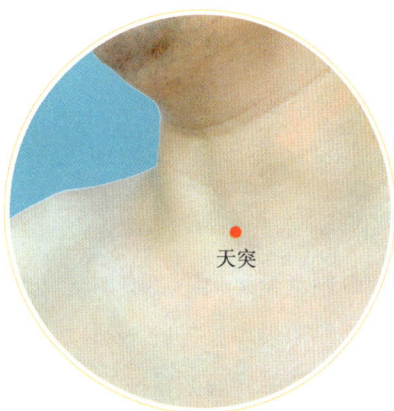

天突：在颈前区，胸骨上窝中央，前正中线上。

天突

图 5-2-1 天突体表定位

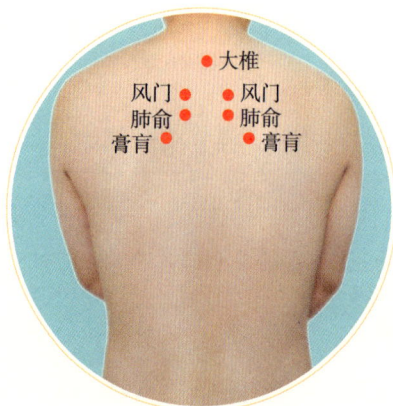

大椎：在脊柱区，第7颈椎棘突下凹陷中，后正中线上。

快捷取穴方法：坐位低头，项后脊柱最上方突起下缘凹陷处。

风门：在脊柱区，第2胸椎棘突下，后正中线旁开1.5寸。

肺俞：在脊柱区，第3胸椎棘突下，后正中线旁开1.5寸。

膏肓：在脊柱区，第4胸椎棘突下，后正中线旁开3寸。

图5-2-2　大椎至膏肓体表定位

药物处方：肉桂10g、麻黄10g、白芥子10g、细辛6g、半夏10g、甘遂6g。

操作

上述药物按照以上比例，研末后密封保存备用。贴敷时取少量药末与姜汁调和，做成1cm直径的药丸贴敷在所选穴位上，外用医用橡皮膏固定。每日贴敷1次，每次贴敷2~4小时，7天为1疗程。

热哮

辨证要点

气粗息涌，喉中痰鸣如吼，胸高胁胀，张口抬肩，咳呛阵作，咯痰色黄或白，黏浊稠厚，排吐不利，烦闷不安，汗出，面赤，口苦，口渴喜饮，舌质红，苔黄腻，脉弦数或滑数。

治则

清热宣肺，化痰定喘。

处方

体穴处方：天突、膻中、肺俞、膈俞、定喘、丰隆。（图5-2-3~图5-2-6）

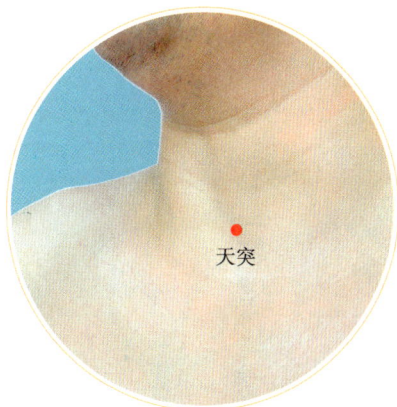

天突：在颈前区，胸骨上窝中央，前正中线上。

图 5-2-3　天突体表定位

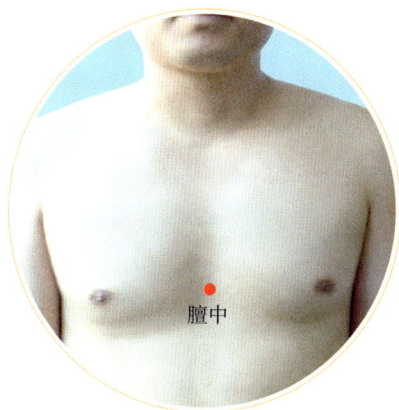

膻中：在上腹部，横平第4肋间隙，前正中线上。

图 5-2-4　膻中体表定位

定喘：在脊柱区，横平第7颈椎棘突下，后正中线旁开0.5寸。

快捷取穴方法：在脊柱区，横平第7颈椎棘突下，后正中线旁开0.5寸（即大椎穴各旁开5分）。

肺俞：在脊柱区，第3胸椎棘突下，后正中线旁开1.5寸。

膏肓：在脊柱区，第4胸椎棘突下，后正中线旁开3寸。

膈俞：在脊柱区，第7胸椎棘突下，后正中线旁开1.5寸。

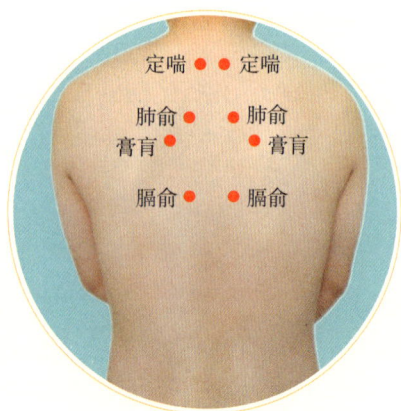

图 5-2-5 定喘至膈俞体表定位

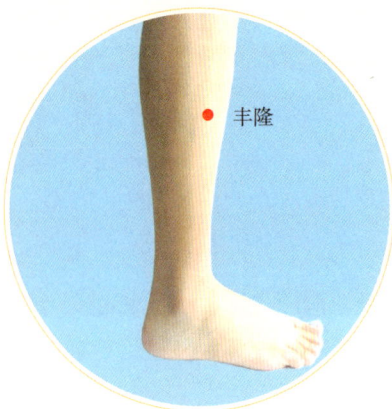

丰隆：在小腿外侧，外踝尖上8寸，胫骨前肌的外缘。

快捷取穴方法：外膝眼与外踝前缘平外踝尖处连线的中点。

图 5-2-6 丰隆体表定位

药物处方：麻黄 10g、冰片 3g、黄芩 10g、苏子 10g、鱼腥草 10g、半夏 10g、白芥子 10g。

操作

上述药物按照以上比例，研末后密封保存备用。贴敷时取少量药末与姜汁调和，做成 1cm 直径的药丸贴敷在所选穴位上，外用医用橡皮膏固定。每日贴敷 1 次，每次贴敷 2~4 小时，7 天为 1 疗程。

虚证哮喘

辨证要点

喘促气短，语声低微，面色白，自汗畏风，或倦怠无力，食少便溏，胸脘满闷，恶心纳呆，心悸，腰酸腿软，劳累后哮喘易发，或面色苍白，畏寒肢冷，自汗，舌淡苔白，质胖嫩，脉沉细。

治则

健脾益气。

处方

体穴处方： 肺俞、脾俞、肾俞、关元、气海、足三里。（图5-2-7~图5-2-9）

肺俞：在脊柱区，第3胸椎棘突下，后正中线旁开1.5寸。

脾俞：在脊柱区，第11胸椎棘突下，后正中线旁开1.5寸。与肚脐中相对应处即为第2腰椎，第2腰椎上3个椎体，即为第11胸椎。

肾俞：在脊柱区，第2腰椎棘突下，后正中线旁开1.5寸。

快捷取穴方法：命门穴旁开各2横指。

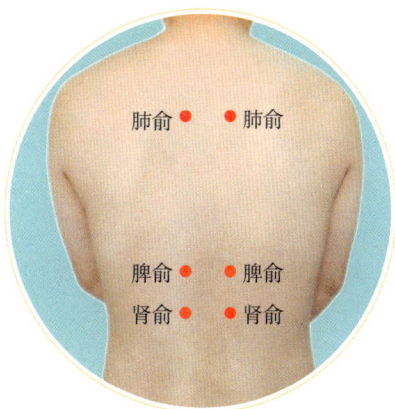

肺俞 ● ● 肺俞

脾俞 ● ● 脾俞
肾俞 ● ● 肾俞

图 5-2-7 肺俞至肾俞体表定位

气海：在下腹部，脐中下1.5
寸，前正中线上。

关元：在下腹部，脐中下3寸
（4横指），前正中线上。

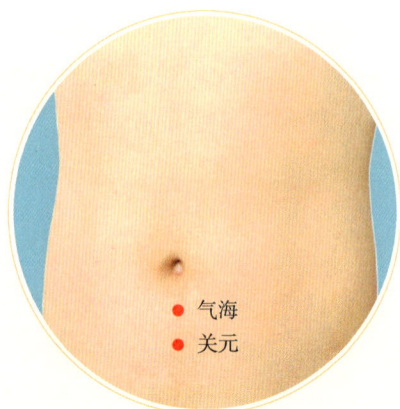

图 5-2-8　气海、关元体表定位

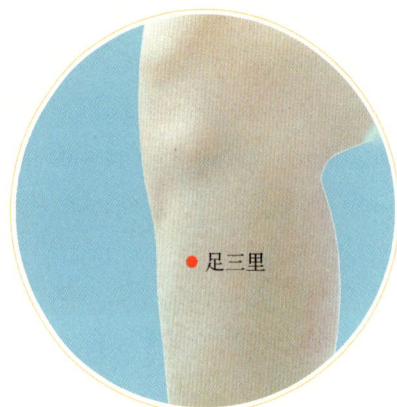

足三里：在小腿外侧，犊鼻下3寸，
犊鼻与解溪连线上。

快捷取穴方法：用同侧手张开虎口
围住髌骨上外缘，四指直指向下，中指
尖的指处。

图 5-2-9　足三里体表定位

药物处方：黄芪20g、肉桂10g、党参20g、半夏10g、白芥子10g。

操作

上述药物按照以上比例，研末后密封保存备用。贴敷时取少量药末与姜
汁调和，做成1cm直径的药丸贴敷在所选穴位上，外用医用橡皮膏固定。每
日贴敷1次，每次贴敷2~4小时，7天为1疗程。

第三节　咳嗽

概述

　　咳嗽是指外感或内伤等因素，导致肺失宣肃，肺气上逆，冲击气道，发出咳声或伴咯痰为临床特征的一种病证。历代将有声无痰称为咳，有痰无声称为嗽，有痰有声谓之咳嗽。临床上多为痰声并见，很难截然分开，故以咳嗽并称。

　　西医学中的急慢性支气管炎、部分支气管扩张及慢性咽炎等以咳嗽为主要表现者，可参考本篇内容。

病因病机

　　咳嗽分外感咳嗽与内伤咳嗽，外感咳嗽病因为外感六淫之邪；内伤咳嗽病因为饮食、情志等内伤因素致脏腑功能失调，内生病邪。外感咳嗽与内伤咳嗽，均是病邪引起肺气不清失于宣肃，迫气上逆而作咳。

1. 外感

　　由于气候突变或调摄失宜，外感六淫从口鼻或皮毛侵入，使肺气被束，肺失肃降，《河间六书·咳嗽论》谓："寒、暑、湿、燥、风、火六气，皆令人咳嗽"即是此意。风为六淫之首，其他外邪多随风邪侵袭人体，所以外感咳嗽常以风为先导，或挟寒，或挟热，或挟燥，其中尤以风邪挟寒者居多。《景岳全书·咳嗽》说："外感之嗽，必因风寒。"

2. 内伤

　　包括饮食、情志及肺脏自病。饮食不当，嗜烟好酒，内生火热，熏灼肺胃，灼津生痰；或生冷不节，肥甘厚味，损伤脾胃，致痰浊内生、肺气上逆而作咳。情志刺激，肝失调达，气郁化火，气火循经上逆犯肺，致肺失肃降而作咳。肺脏自病者，常由肺系疾病日久，迁延不愈，耗气伤阴，肺不能主气，肃降无权而肺气上逆作咳；或肺气虚不能布津而成痰，肺阴虚而虚火灼津为痰，痰浊阻滞，肺气不降而上逆作咳。

辨证论治

风寒袭肺

辨证要点

咳声重浊，气急，咽痒，咯痰稀薄色白，常伴鼻塞，流清涕，头痛，肢体酸楚，恶寒发热，无汗等表证，舌苔薄白，脉浮或浮紧。

治则

疏风散寒，宣肺止咳。

处方

体穴处方：肺俞、风门、天突、膻中、中府。（图 5-3-1~图 5-3-3）

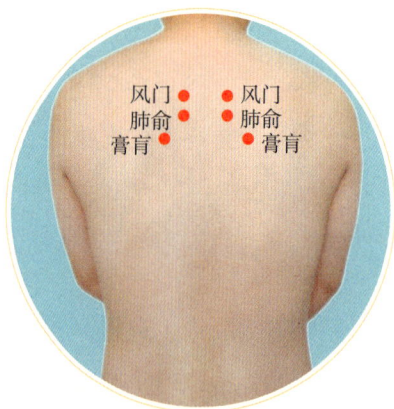

风门：在脊柱区，第 2 胸椎棘突下，后正中线旁开 1.5 寸。

肺俞：在脊柱区，第 3 胸椎棘突下，后正中线旁开 1.5 寸。

膏肓：在脊柱区，第 4 胸椎棘突下，后正中线旁开 3 寸。

图 5-3-1　风门至膏肓体表定位

膻中：在上腹部，横平第4肋间隙，前正中线上。

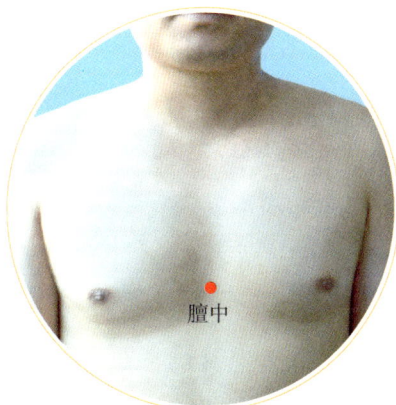

图 5-3-2　膻中体表定位

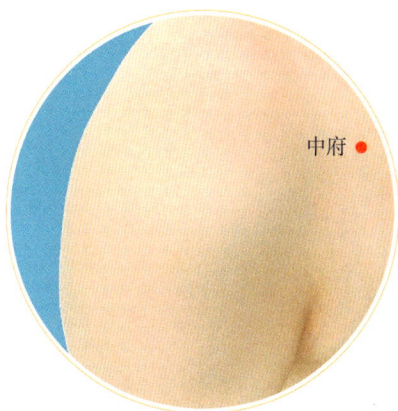

图 5-3-3　中府体表定位

中府：在胸部，横平第1肋间隙，锁骨下窝外侧，前正中线旁开6寸。

快捷取穴方法：在胸部，横平第1肋间隙，锁骨下窝外侧，前正中线旁开6寸。

药物处方：细辛 6g、白芥子 10g、防风 10g、麻黄 10g、吴茱萸 6g。

操作

上述药物按照以上比例，研末后密封保存备用。贴敷时取少量药末与姜汁调和，做成 1cm 直径的药丸贴敷在所选穴位上，外用医用橡皮膏固定。每日贴敷 1 次，每次贴敷 2~4 小时，7 天为 1 疗程。

风热犯肺

🔅 辨证要点

咳嗽咳痰不爽，痰黄或稠黏，喉燥咽痛，常伴恶风身热，头痛肢楚，鼻流黄涕，口渴等表热证，舌苔薄黄，脉浮数或浮滑。

🔅 治则

疏风清热，宣肺止咳。

🔅 处方

体穴处方：大椎、定喘、肺俞、天突、膻中。（图5-3-4~图5-3-6）

大椎：在脊柱区，第7颈椎棘突下凹陷中，后正中线上。

快捷取穴方法：坐位低头，项后脊柱最上方突起下缘凹陷处。

定喘：在脊柱区，横平第7颈椎棘突下，后正中线旁开0.5寸。

快捷取穴方法：在脊柱区，横平第7颈椎棘突下，后正中线旁开0.5寸（即大椎穴各旁开5分）。

肺俞：在脊柱区，第3胸椎棘突下，后正中线旁开1.5寸。

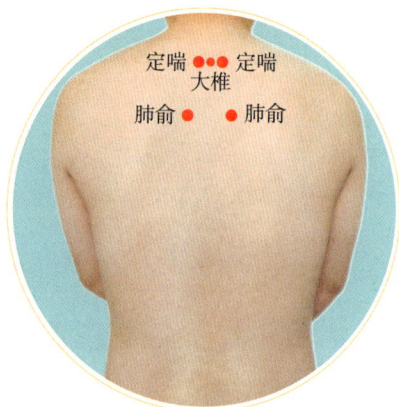

图 5-3-4 定喘至肺俞体表定位

天突：在颈前区，胸骨上窝中央，前正中线上。

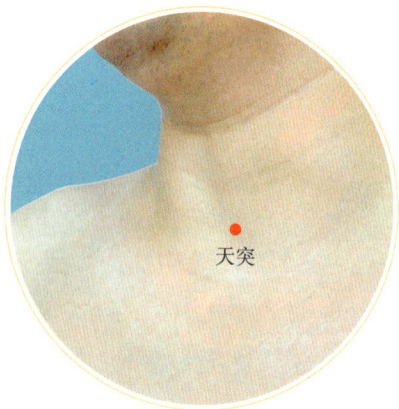

图 5-3-5 天突体表定位

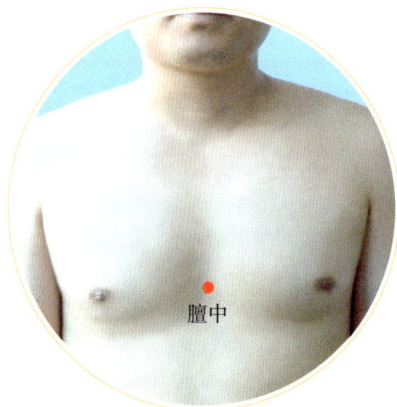

膻中：在上腹部，横平第 4 肋间隙，前正中线上。

膻中

图 5-3-6　膻中体表定位

药物处方：牛蒡子、桔梗、枇杷叶、鱼腥草各 10g，薄荷、冰片各 6g。

操作

上述药物按照以上比例，研末后密封保存备用。贴敷时取少量药末与姜汁调和，做成 1cm 直径的药丸贴敷在所选穴位上，外用医用橡皮膏固定。每日贴敷 1 次，每次贴敷 2~4 小时，7 天为 1 疗程。

痰湿蕴肺

辨证要点

咳嗽反复发作，尤以晨起咳甚，咳声重浊，痰多，痰黏腻或稠厚成块，色白或带灰色，胸闷气憋，痰出则咳缓、憋闷减轻。常伴体倦，脘痞，腹胀，大便时溏，舌苔白腻，脉濡滑。

治则

燥湿化痰，理气止咳。

🏶 处方

体穴处方：肺俞、天突、膻中、中脘、足三里、丰隆。（图 5-3-7~图 5-3-12）

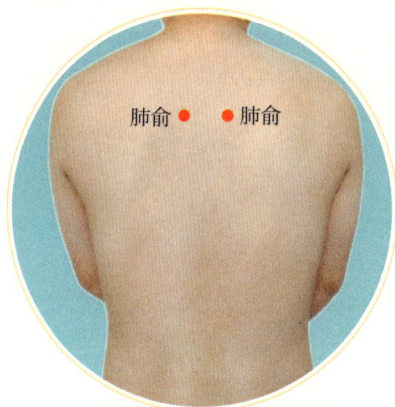

图 5-3-7　肺俞体表定位

肺俞：在脊柱区，第 3 胸椎棘突下，后正中线旁开 1.5 寸。

天突：在颈前区，胸骨上窝中央，前正中线上。

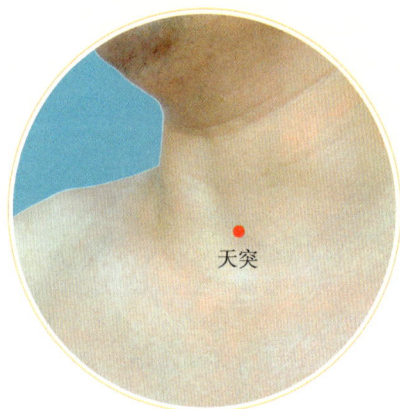

图 5-3-8　天突体表定位

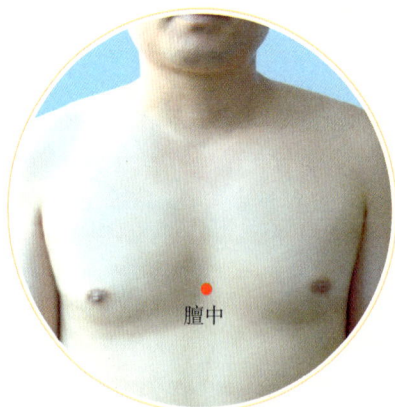

图 5-3-9　膻中体表定位

膻中：在上腹部，横平第 4 肋间隙，前正中线上。

中脘：在上腹部，脐中上 4 寸，前正中线上。剑胸结合与脐中连线的中点处。

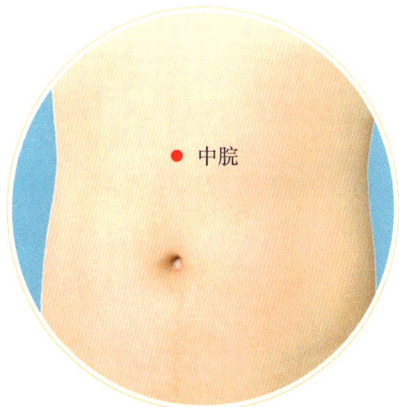

图 5-3-10 中脘体表定位

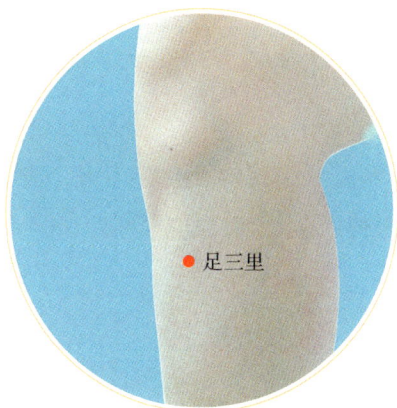

图 5-3-11 足三里体表定位

足三里：在小腿外侧，犊鼻下 3 寸，犊鼻与解溪连线上。

快捷取穴方法：用同侧手张开虎口围住髌骨上外缘，四指直指向下，中指尖的指处。

丰隆：在小腿外侧，外踝尖上 8 寸，胫骨前肌的外缘。

快捷取穴方法：外膝眼与外踝前缘平外踝尖处连线的中点。

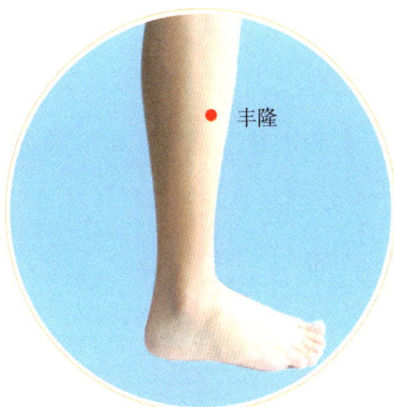

图 5-3-12 丰隆体表定位

药物处方： 白芥子、半夏、白术、杏仁、苏子各 10g，细辛 6g。

🔅 操作

上述药物按照以上比例，研末后密封保存备用。贴敷时取少量药末与姜汁调和，做成 1cm 直径的药丸贴敷在所选穴位上，外用医用橡皮膏固定。每日贴敷 1 次，每次贴敷 2~4 小时，7 天为 1 疗程。

痰热郁肺

🔅 辨证要点

咳嗽气息急促，或喉中有痰声，痰多稠黏或为黄痰，咳吐不爽，或痰有热腥味，或咳吐血痰，胸胁胀满，或咳引胸痛，面赤，或有身热，口干欲饮，舌苔薄黄腻，舌质红，脉滑数。

🔅 治则

清热肃肺，化痰止咳。

🔅 处方

体穴处方： 天突、膻中、肺俞、膏肓、丰隆。（图 5-3-13~ 图 5-3-16）

天突： 在颈前区，胸骨上窝中央，前正中线上。

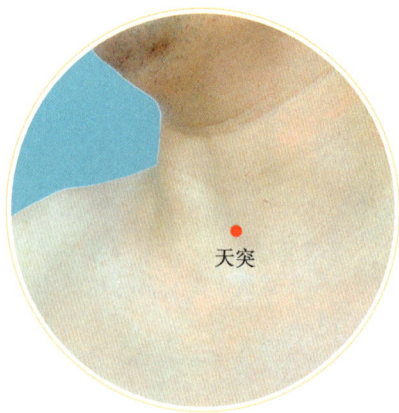

图 5-3-13　天突体表定位

膻中：在上腹部，横平第 4 肋间隙，前正中线上。

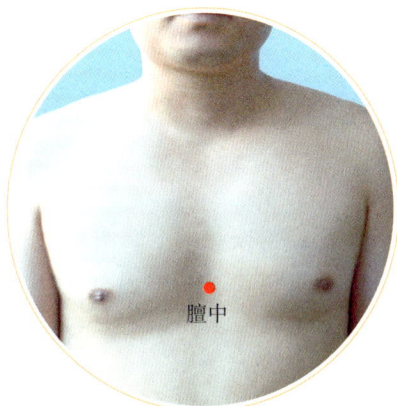

图 5-3-14　膻中体表定位

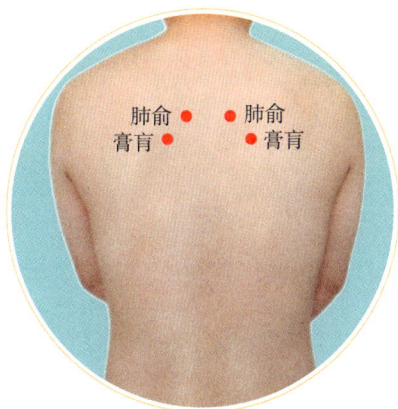

图 5-3-15　肺俞、膏肓体表定位

肺俞：在脊柱区，第 3 胸椎棘突下，后正中线旁开 1.5 寸。

膏肓：在脊柱区，第 4 胸椎棘突下，后正中线旁开 3 寸。

丰隆：在小腿外侧，外踝尖上 8 寸，胫骨前肌的外缘。

快捷取穴方法：外膝眼与外踝前缘平外踝尖处连线的中点。

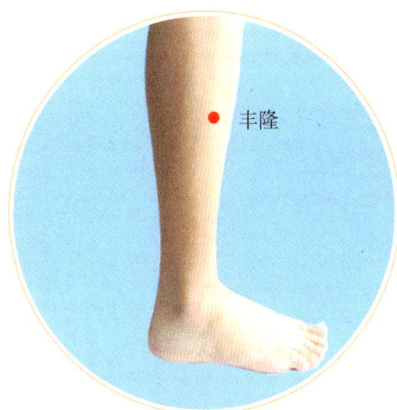

图 5-3-16　丰隆体表定位

药物处方：杏仁 10g、鱼腥草 10g、胆南星 10g、白芥子 6g、半夏 10g、冰片 3g。

操作

上述药物按照以上比例，研末后密封保存备用。贴敷时取少量药末与姜汁调和，做成 1cm 直径的药丸贴敷在所选穴位上，外用医用橡皮膏固定。每日贴敷 1 次，每次贴敷 2~4 小时，7 天为 1 疗程。

第四节　眩晕

概述

眩晕是以头晕、眼花为主要临床表现的一类病证。轻者闭目可止，重者如坐车船，旋转不定，不能站立，或伴有恶心呕吐、汗出、面色苍白等症状。

眩晕是临床常见症状，可见于西医的梅尼埃综合征、良性位置性眩晕、椎基底动脉供血不足等多种疾病。

病因病机

眩晕的病因可以归纳为风、火、痰、虚、瘀。由于情志失调、饮食内伤、体虚久病、失血劳倦等病因，引起风、火、痰、瘀上扰清空，或精亏血少，空窍失养而致头晕。脾胃为后天之本，具有主运化和益气统血等功能，是气血生化之源，生命活动的基础。如果脾气虚弱，升降失司，会使气血津液代谢失调，造成痰湿停聚，气机不利，脉络瘀滞的病变。清窍失养为眩晕基本病机，病位在清窍，与肝、脾、肾三脏功能失调有关。

肝阳上亢

辨证要点

眩晕，耳鸣，头目胀痛，失眠多梦，颜面潮红，急躁易怒，甚则仆倒。舌红，苔黄，脉弦或数。

治则

平肝潜阳，熄风止晕。

处方

体穴处方：颈夹脊、风池、太冲。（图 5-4-1、图 5-4-2）

风池：在颈后区，枕骨之下，胸锁乳突肌上端与斜方肌上端之间的凹陷中。

颈夹脊：在脊柱区，第 3 颈椎至第 5 颈椎棘突下两侧，后正中线旁开 0.5 寸。

快捷取穴方法：在颈部背侧，颈椎棘突下两侧，后正中线旁开 0.5 寸即是本穴。

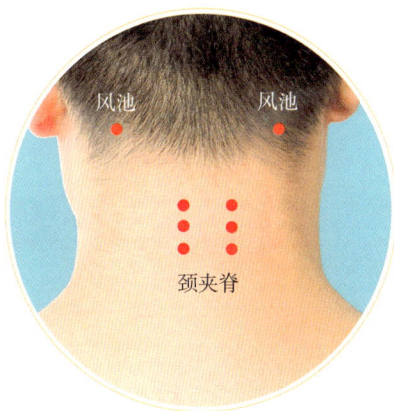

图 5-4-1　风池、颈夹脊（3~5）体表定位

太冲：在足背，第1、2跖骨间，跖骨底结合部前方凹陷中，或触及动脉搏动。

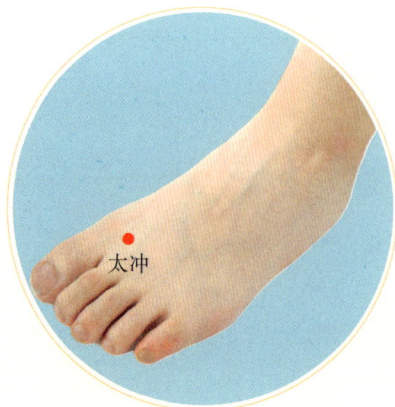

图 5-4-2　太冲体表定位

药物处方：吴茱萸。

操作

上述药物研末后密封保存备用。贴敷时取少量药末与姜汁调和，做成1cm 直径的药丸贴敷在所选穴位上，外用医用橡皮膏固定。每日贴敷 1 次，每次贴敷 4~6 小时，7 天为 1 疗程。

痰湿中阻

辨证要点

眩晕，头重昏蒙、呕吐痰涎、脘腹痞满，多寐纳少。舌淡，苔白腻，脉滑。

治则

化痰祛湿，健脾和胃。

⊙ 处方

体穴处方：颈夹脊、中脘、脾俞、胃俞、足三里、丰隆。（图 5-4-3~图 5-4-7）

颈夹脊：在脊柱区，第 3 颈椎至第 5 颈椎棘突下两侧，后正中线旁开 0.5 寸。

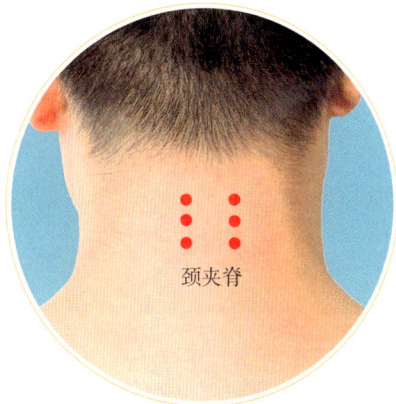

图 5-4-3 颈夹脊（3~5）体表定位

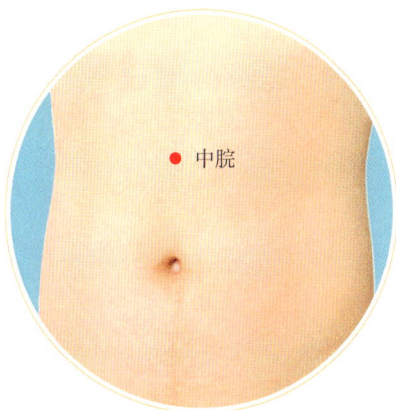

图 5-4-4 中脘体表定位

中脘：在上腹部，脐中上 4 寸，前正中线上。剑胸结合与脐中连线的中点处。

肺俞：在脊柱区，第 3 胸椎棘突下，后正中线旁开 1.5 寸。

胃俞：在脊柱区，第 12 胸椎棘突下，后正中线旁开 1.5 寸。与肚脐中相对应处即为第 2 腰椎，由第 2 腰椎往上摸 2 个椎体，即为第 12 胸椎。

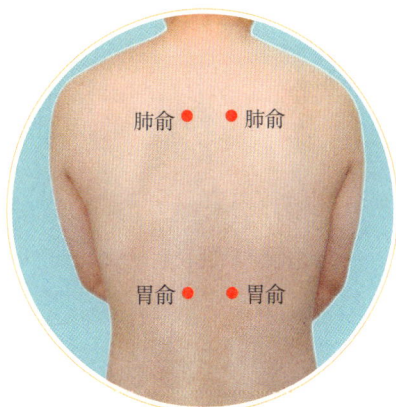

图 5-4-5 肺俞、胃俞体表定位

足三里：在小腿外侧，犊鼻下 3 寸，犊鼻与解溪连线上。

快捷取穴方法：用同侧手张开虎口围住髌骨上外缘，四指直指向下，中指尖的指处。

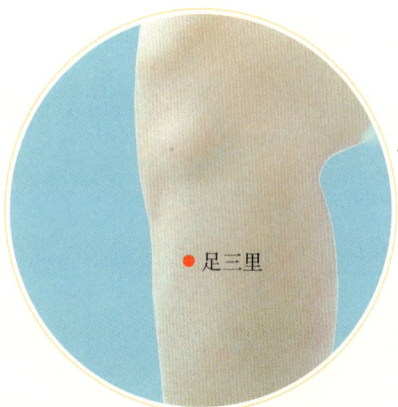

图 5-4-6　足三里体表定位

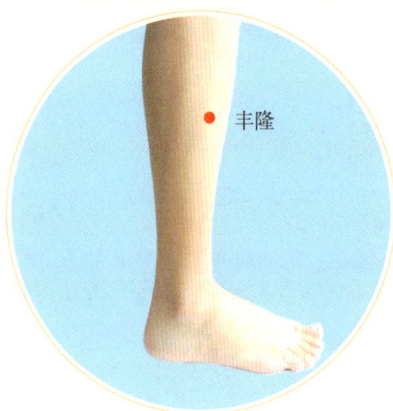

图 5-4-7　丰隆体表定位

丰隆：在小腿外侧，外踝尖上 8 寸，胫骨前肌的外缘。

快捷取穴方法：外膝眼与外踝前缘平外踝尖处连线的中点。

药物处方：半夏、胆南星各 10g，白芥子、细辛各 6g。

⚙ 操作

　　上述药物按照以上比例，研末后密封保存备用。贴敷时取少量药末与姜汁调和，做成 1cm 直径的药丸贴敷在所选穴位上，外用医用橡皮膏固定。每日贴敷 1 次，每次贴敷 2~4 小时，7 天为 1 疗程。

气血亏虚

辨证要点

头晕目眩，面色晄白，神疲乏力，心悸少寐，倦怠懒言。舌淡苔薄白，脉细弱。

治则

补益气血，调养心脾。

处方

体穴处方：颈夹脊、中脘、关元、气海、足三里。（图 5-4-8~图 5-4-10）

颈夹脊：在脊柱区，第 3 颈椎至第 5 颈椎棘突下两侧，后正中线旁开 0.5 寸。

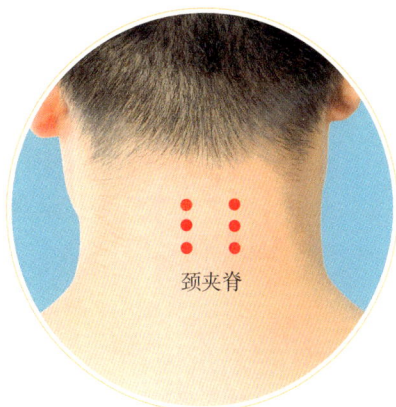

图 5-4-8　颈夹脊（3~5）体表定位

中脘：在上腹部，脐中上 4 寸，前正中线上。剑胸结合与脐中连线的中点处。

气海：在下腹部，脐中下 1.5 寸，前正中线上。

关元：在下腹部，脐中下 3 寸（4 横指），前正中线上。

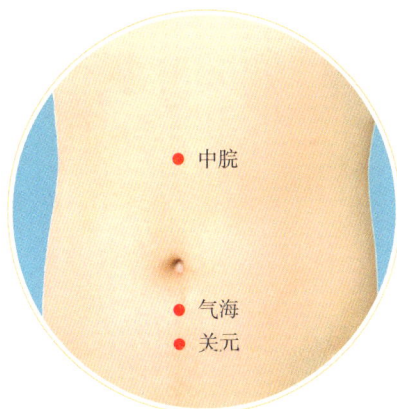

图 5-4-9　中脘至关元体表定位

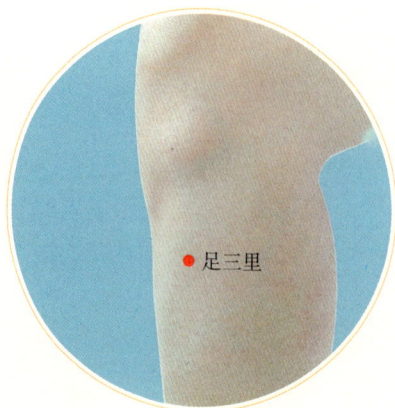

足三里：在小腿外侧，犊鼻下 3 寸，犊鼻与解溪连线上。

快捷取穴方法：用同侧手张开虎口围住髌骨上外缘，四指直指向下，中指尖的指处。

图 5-4-10　足三里体表定位

药物处方：黄芪、桂枝、川芎、当归、党参各 15g、肉桂 10g。

◉ 操作

上述药物按照以上比例，研末后密封保存备用。贴敷时取少量药末与姜汁调和，做成 1cm 直径的药丸贴敷在所选穴位上，外用医用橡皮膏固定。每日贴敷 1 次，每次贴敷 2~4 小时，7 天为 1 疗程。

瘀血阻窍

◉ 辨证要点

眩晕，头痛，健忘，失眠，面唇紫暗，耳鸣耳聋。舌暗，有瘀斑，脉细涩。

◉ 治则

祛瘀生新，活血通窍。

处方

体穴处方：颈夹脊、大椎、膈俞、血海。（图5-4-11～图5-4-13）

颈夹脊：在脊柱区，第3颈椎至第5颈椎棘突下两侧，后正中线旁开0.5寸。

大椎：在脊柱区，第7颈椎棘突下凹陷中，后正中线上。

快捷取穴方法：坐位低头，项后脊柱最上方突起下缘凹陷处。

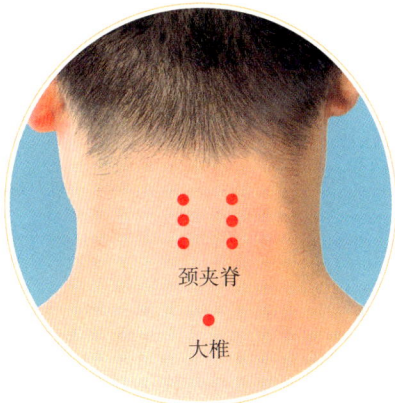

图5-4-11　颈夹脊（3~5）、大椎体表定位

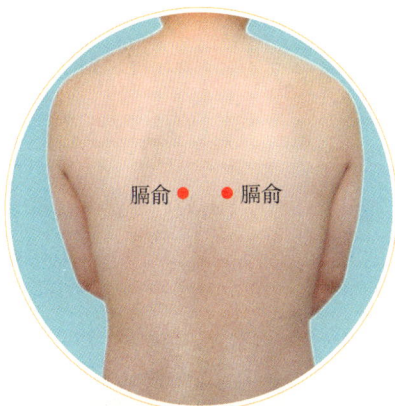

图5-4-12　膈俞体表定位

膈俞：在脊柱区，第7胸椎棘突下，后正中线旁开1.5寸。

血海：在股前区，髌底内侧端上2寸，股内侧肌隆起处。

快捷取穴方法：髌骨内上缘上约2横指处鼓起之肌肉的中点。

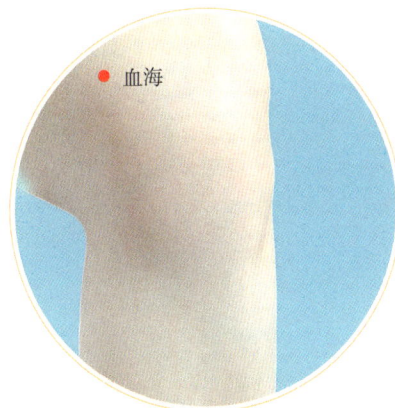

图5-4-13　血海体表定位

药物处方：乳香、没药、延胡索、桃仁、川芎、丹参各 15g。

⊛ 操作

上述药物按照以上比例，研末后密封保存备用。贴敷时取少量药末与姜汁调和，做成 1cm 直径的药丸贴敷在所选穴位上，外用医用橡皮膏固定。每日贴敷 1 次，每次贴敷 2~4 小时，7 天为 1 疗程。

肾精不足

⊛ 辨证要点

眩晕日久不愈，腰膝酸软，五心烦热，少寐多梦。舌红少苔，脉细数。

⊛ 治则

滋养肝肾，益精填髓。

⊛ 处方

体穴处方：颈夹脊、肾俞、关元、太溪。（图 5-4-14~ 图 5-4-17）

颈夹脊：在脊柱区，第 3 颈椎至第 5 颈椎棘突下两侧，后正中线旁开 0.5 寸。

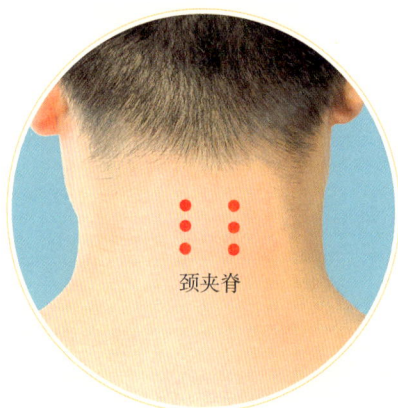

图 5-4-14　颈夹脊（3~5）体表定位

肾俞：在脊柱区，第2腰椎棘突下，后正中线旁开1.5寸。

快捷取穴方法：命门穴旁开各2横指。

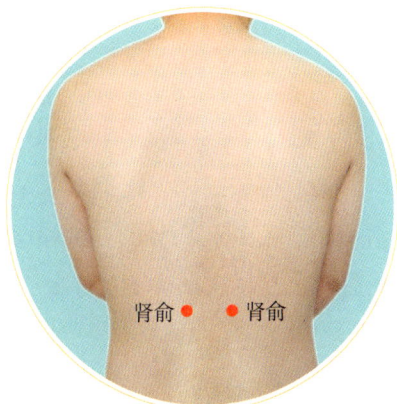

图 5-4-15　肾俞体表定位

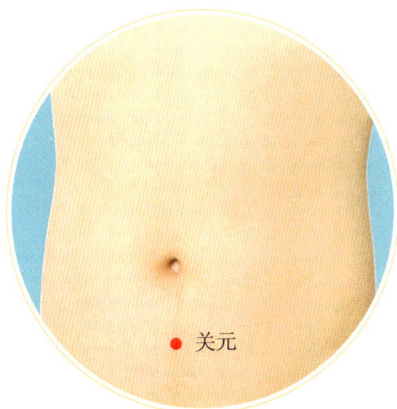

图 5-4-16　关元体表定位

关元：在下腹部，脐中下3寸（4横指），前正中线上。

太溪：在踝区，内踝尖与跟腱之间的凹陷中。

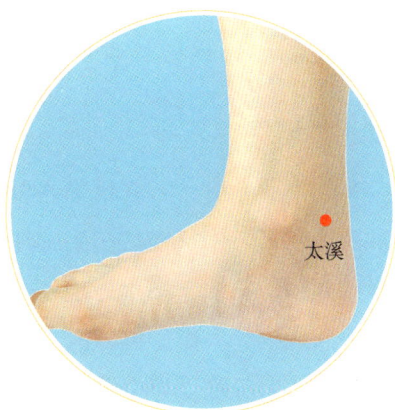

图 5-4-17　太溪体表定位

药物处方：当归、牛膝各 15g，肉桂、吴茱萸各 10g。

⚫ 操作

上述药物按照以上比例，研末后密封保存备用。贴敷时取少量药末与姜汁调和，做成 1cm 直径的药丸贴敷在所选穴位上，外用医用橡皮膏固定。每日贴敷 1 次，每次贴敷 2~4 小时，7 天为 1 疗程。

第五节　头痛

概述

头痛病是指由于外感或内伤，致使头部脉络拘急或失养，清窍不利所引起的以头部疼痛为主要临床特征的疾病。头痛既是一种常见病证，也是一个常见症状，可以发生于多种急慢性疾病过程中，有时亦是某些相关疾病加重或恶化的先兆。

西医学中的偏头痛，还有国际上新分类的周期性偏头痛、紧张性头痛、丛集性头痛及慢性阵发性偏头痛等，凡符合头痛证候特征者均可参考本节辨证论治。

病因病机

头为神明之府，五脏精华之血，六腑清阳之气皆能上注于头，即头与五脏六腑之阴精、阳气密切相关，凡能影响脏腑之精血、阳气的因素皆可成为头痛的病因，归纳起来不外乎外感与内伤两类。病位虽在头，但与肝脾肾密切相关。风、火、痰、瘀、虚为致病之主要因素。邪阻脉络，清窍不利；精血不足，脑失所养，为头痛之基本病机。

辨证论治

风寒头痛

辨证要点

头痛起病较急，其痛如破，痛连项背，恶风畏寒，口不渴，苔薄白，脉多浮紧。

治则

疏风散寒。

处方

体穴处方：风池、太阳、大椎。（图 5-5-1、图 5-5-2）

风池：在颈后区，枕骨之下，胸锁乳突肌上端与斜方肌上端之间的凹陷中。

大椎：在脊柱区，第 7 颈椎棘突下凹陷中，后正中线上。

快捷取穴方法：坐位低头，项后脊柱最上方突起下缘凹陷处。

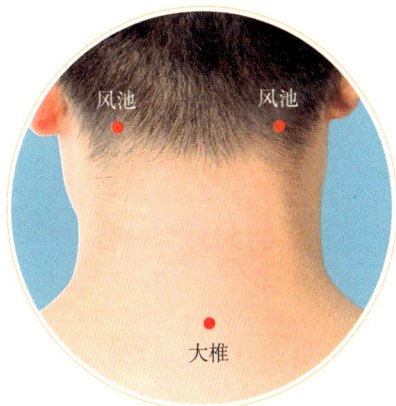

图 5-5-1　风池、大椎体表定位

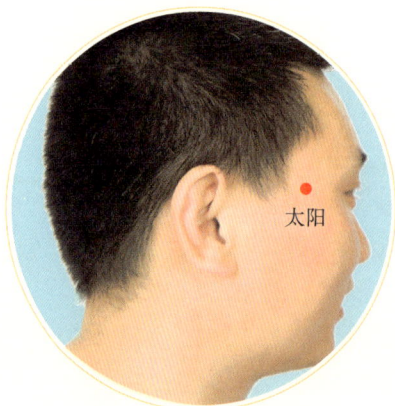

太阳：在头部，眉梢与目外眦之间，向后约1横指的凹陷中。

图 5-5-2　太阳体表定位

药物处方：川芎、白芷、羌活、防风各10g，白芥子、细辛各6g。

⊙ 操作

上述药物按照以上比例，研末后密封保存备用。贴敷时取少量药末与姜汁调和，做成1cm直径的药丸贴敷在所选穴位上，外用医用橡皮膏固定。每日贴敷1次，每次贴敷2~4小时，7天为1疗程。

肝阳上亢

⊙ 辨证要点

头胀痛而眩，心烦易怒，面赤口苦，或兼耳鸣胁痛，夜眠不宁，舌红苔薄黄，脉弦有力。

⊙ 治则

平肝潜阳。

处方

体穴处方：太冲、涌泉、三阴交。（图5-5-3~图5-5-5）

太冲：在足背，第1、2跖骨间，跖骨底结合部前方凹陷中，或触及动脉搏动。

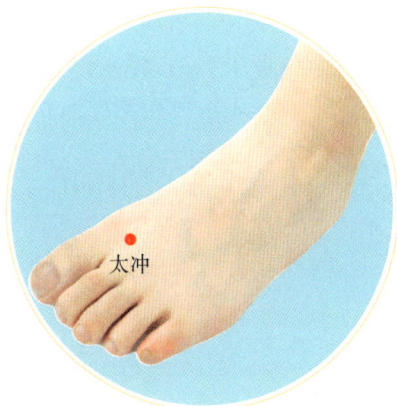

图5-5-3 太冲体表定位

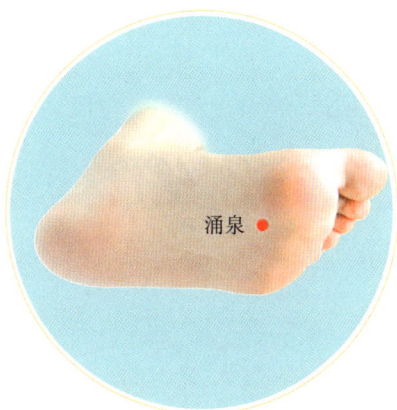

图5-5-4 涌泉体表定位

涌泉：在足底，屈足卷趾时足心最凹陷中，约足底中线前1/3处。

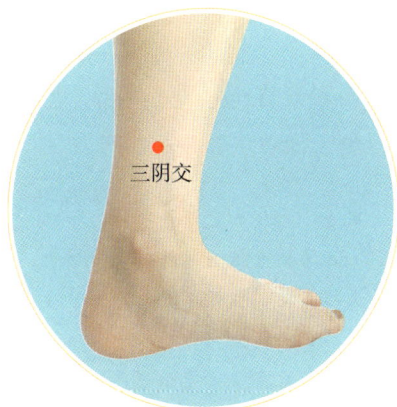

图5-5-5 三阴交体表定位

三阴交：在小腿内侧，内踝尖上3寸，胫骨内侧缘后际。

药物处方：吴茱萸。

◉ 操作

上述药物研末后密封保存备用。贴敷时取少量药末与食醋调和，做成1cm直径的药丸贴敷在所选穴位上，外用医用橡皮膏固定。每日贴敷1次，每次贴敷4~6小时，7天为1疗程。

气血亏虚

◉ 辨证要点

头痛而晕，遇劳加重，面色少华，心悸不宁，自汗，气短，畏风，神疲乏力，舌淡，苔薄白，脉沉细而弱。

◉ 治则

气血双补。

◉ 处方

体穴处方：风池、大椎、气海、足三里、肾俞。（图5-5-6~图5-5-9）

风池：在颈后区，枕骨之下，胸锁乳突肌上端与斜方肌上端之间的凹陷中。

大椎：在脊柱区，第7颈椎棘突下凹陷中，后正中线上。

快捷取穴方法：坐位低头，项后脊柱最上方突起下缘凹陷处。

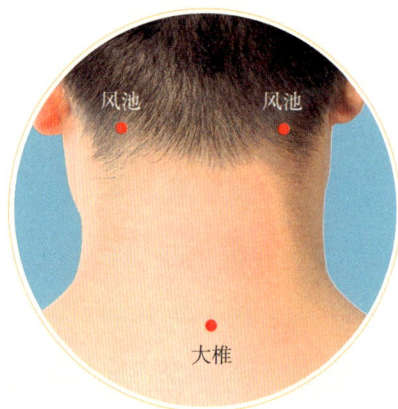

图 5-5-6　风池、大椎体表定位

气海：在下腹部，脐中下 1.5 寸，
前正中线上。

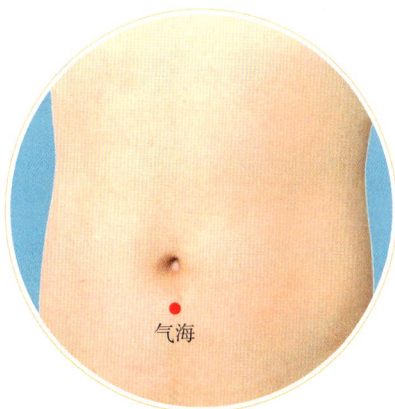

图 5-5-7　气海体表定位

足三里：在小腿外侧，犊鼻下 3 寸，
犊鼻与解溪连线上。

快捷取穴方法：用同侧手张开虎口
围住髌骨上外缘，四指直指向下，中指
尖的指处。

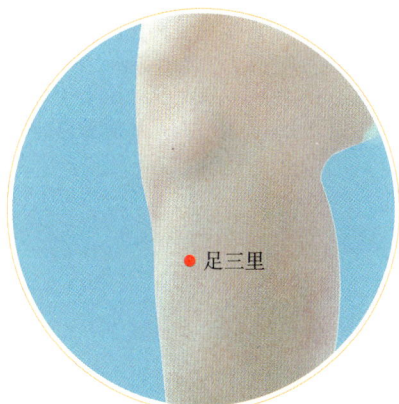

图 5-5-8　足三里体表定位

肾俞：在脊柱区，第 2 腰椎棘突
下，后正中线旁开 1.5 寸。

快捷取穴方法：命门穴旁开各 2
横指。

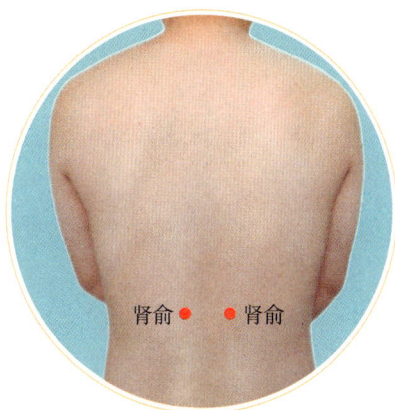

图 5-5-9　肾俞体表定位

药物处方：黄芪、桂枝、川芎、当归、党参各 15g、肉桂 10g。

操作

上述药物按照以上比例，研末后密封保存备用。贴敷时取少量药末与姜汁调和，做成1cm直径的药丸贴敷在所选穴位上，外用医用橡皮膏固定。每日贴敷1次，每次贴敷2~4小时，7天为1疗程。

痰浊头痛

辨证要点

头痛昏蒙，胸脘满闷，呕恶痰涎，苔白腻，或舌胖大有齿痕，脉滑或弦滑。

治则

健脾化痰，降逆止痛。

处方

体穴处方：足三里、中脘、丰隆、阴陵泉。（图5-5-10~图5-5-13）

足三里：在小腿外侧，犊鼻下3寸，犊鼻与解溪连线上。

快捷取穴方法：用同侧手张开虎口围住髌骨上外缘，四指直指向下，中指尖的指处。

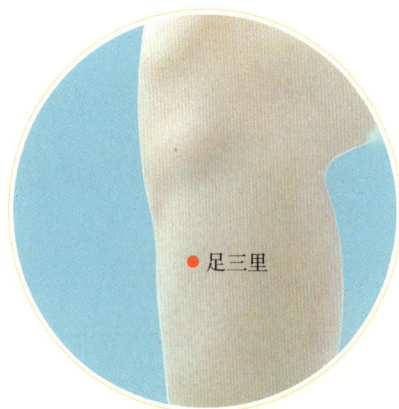

●足三里

图 5-5-10　足三里体表定位

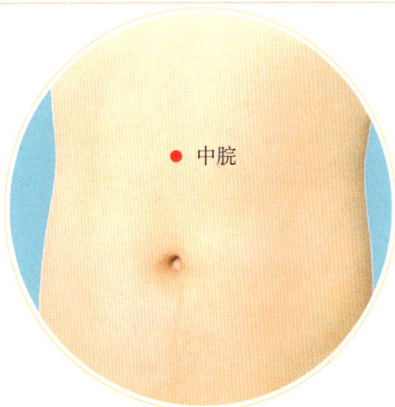

图 5-5-11　中脘体表定位

中脘：在上腹部，脐中上4寸，前正中线上。剑胸结合与脐中连线的中点处。

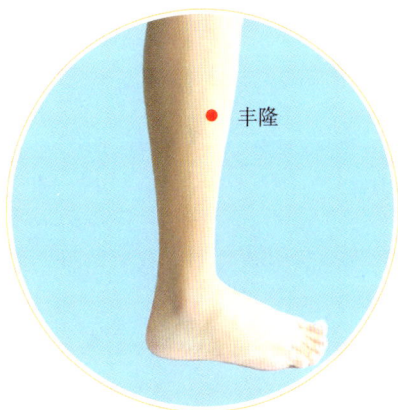

图 5-5-12　丰隆体表定位

丰隆：在小腿外侧，外踝尖上8寸，胫骨前肌的外缘。

快捷取穴方法：外膝眼与外踝前缘平外踝尖处连线的中点。

阴陵泉：在小腿内侧，胫骨内侧髁下缘与胫骨内侧缘之间的凹陷中。

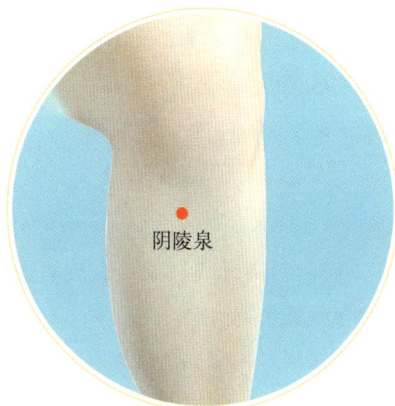

图 5-5-13　阴陵泉体表定位

药物处方：半夏、川芎、胆南星、白芥子各10g，细辛6g。

操作

上述药物按照以上比例，研末后密封保存备用。贴敷时取少量药末与姜汁调和，做成 1cm 直径的药丸贴敷在所选穴位上，外用医用橡皮膏固定。每日贴敷 1 次，每次贴敷 2~4 小时，7 天为 1 疗程。

瘀血头痛

辨证要点

头痛经久不愈，其痛如刺，入夜尤甚，固定不移，或头部有外伤史，舌紫或有瘀斑、瘀点，苔薄白，脉沉细或细涩。

治则

活血通窍止痛。

处方

体穴处方：大椎、太阳、血海、膈俞。（图 5-5-16~图 5-5-19）

大椎：在脊柱区，第 7 颈椎棘突下凹陷中，后正中线上。

快捷取穴方法：坐位低头，项后脊柱最上方突起下缘凹陷处。

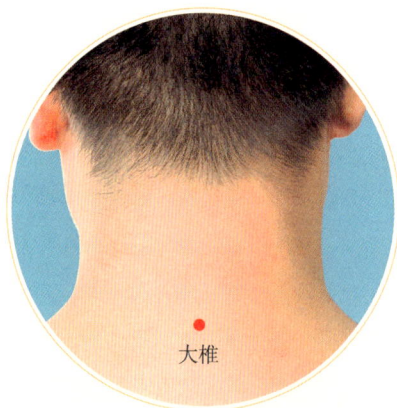

大椎

图 5-5-16　大椎体表定位

太阳：在头部，眉梢与目外眦之间，向后约一横指的凹陷中。

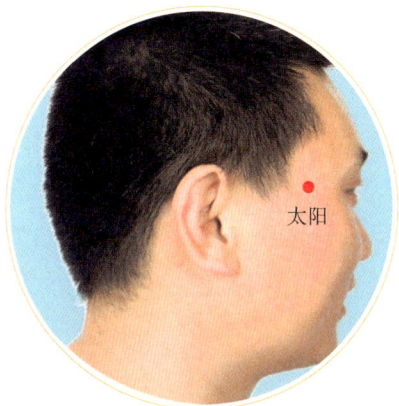

图 5-5-17　太阳体表定位

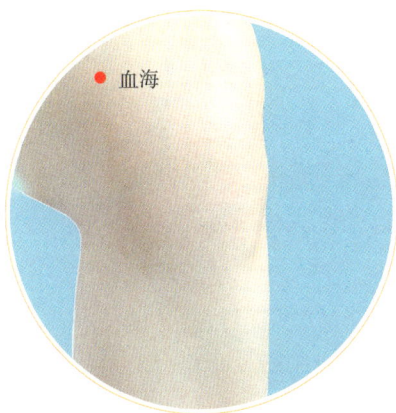

图 5-4-18　血海体表定位

血海：在股前区，髌底内侧端上 2 寸，股内侧肌隆起处。

快捷取穴方法：髌骨内上缘上约 2 横指处鼓起之肌肉的中点。

膈俞：在脊柱区，第 7 胸椎棘突下，后正中线旁开 1.5 寸。

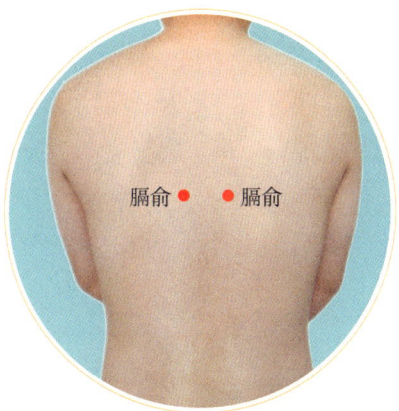

图 5-5-19　膈俞体表定位

药物处方： 乳香、没药、延胡索、川芎、丹参各 15g。

⚙ 操作

上述药物按照以上比例，研末后密封保存备用。贴敷时取少量药末与姜汁调和，做成 1cm 直径的药丸贴敷在所选穴位上，外用医用橡皮膏固定。每日贴敷 1 次，每次贴敷 2~4 小时，7 天为 1 疗程。

第六节　耳鸣

概述

耳鸣是以病人自觉耳内鸣响，如闻蝉声或如潮水为主要临床表现的一类病证。神经性耳鸣为听觉功能紊乱的一种常见症状，并可伴有不同程度的听力障碍。

西医学对其发病原因及发病机理尚不完全清楚，但普遍认同的是内耳动脉痉挛，局部组织缺血、缺氧，或病毒感染，损伤内耳听神经、耳蜗毛细胞所致。

病因病机

《素问·邪气脏腑病形》篇："心脉……微涩为血溢，维厥，耳鸣，癫疾。"阳维脉上逆，心脉涩滞不通，心主血脉，心脉不通则影响全身，使脉络运行不畅，又因心寄窍于耳，所以气滞血瘀致鸣是本病的主要病因，脾胃虚则九窍不通。

肝火上扰

辨证要点

耳如雷鸣，生气加重，耳胀耳痛，头痛眩晕，目红面赤，夜寐不安，便秘尿赤，舌红苔黄，脉弦数。

治则

清肝泻火。

处方

体穴处方： 涌泉、太冲、三阴交。

（图 5-6-1~ 图 5-6-3）

涌泉：在足底，屈足卷趾时足心最凹陷中，约足底中线前 1/3 处。

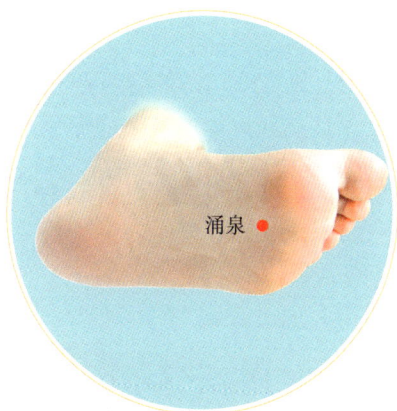

图 5-6-1　涌泉体表定位

太冲：在足背，第 1、2 跖骨间，跖骨底结合部前方凹陷中，或触及动脉搏动。

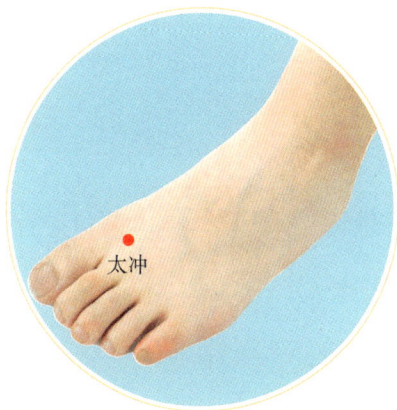

图 5-6-2　太冲体表定位

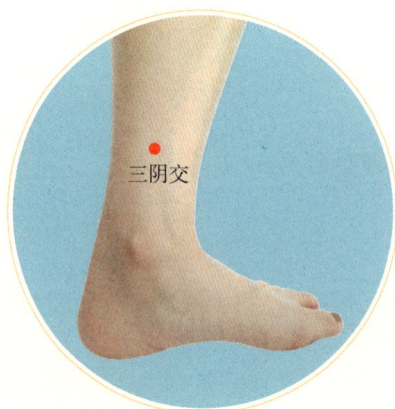

三阴交：在小腿内侧，内踝
尖上 3 寸，胫骨内侧缘后际。

图 5-6-3　三阴交体表定位

药物处方： 吴茱萸。

操作

上述药物研末后密封保存备用。贴敷时取少量药末与食醋调和，做成 1cm 直径的药丸贴敷在所选穴位上，外用医用橡皮膏固定。每日贴敷 1 次，每次贴敷 4~6 小时，7 天为 1 疗程。

痰浊阻络

辨证要点

耳如蝉鸣，听力下降，头昏沉重，胸闷脘痞，咳嗽痰多，舌淡红，苔白腻，脉弦滑。

治则

化痰通络。

处方

体穴处方：中脘、丰隆、足三里、脾俞。(图 5-6-4~图 5-6-7)

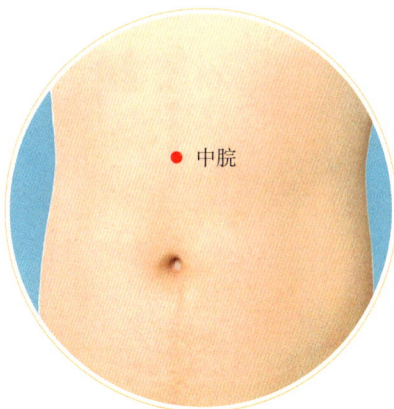

图 5-6-4　中脘体表定位

中脘：在上腹部，脐中上 4 寸，前正中线上。剑胸结合与脐中连线的中点处。

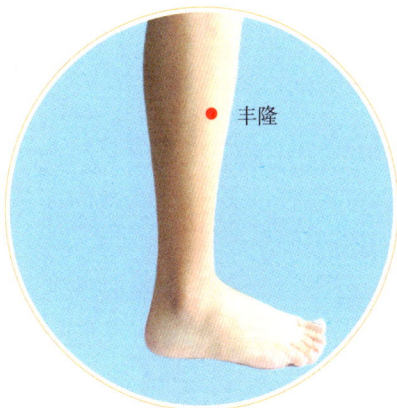

图 5-6-5　丰隆体表定位

丰隆：在小腿外侧，外踝尖上 8 寸，胫骨前肌的外缘。

快捷取穴方法：外膝眼与外踝前缘平外踝尖处连线的中点。

足三里：在小腿外侧，犊鼻下 3 寸，犊鼻与解溪连线上。

快捷取穴方法：用同侧手张开虎口围住髌骨上外缘，四指直指向下，中指尖的指处。

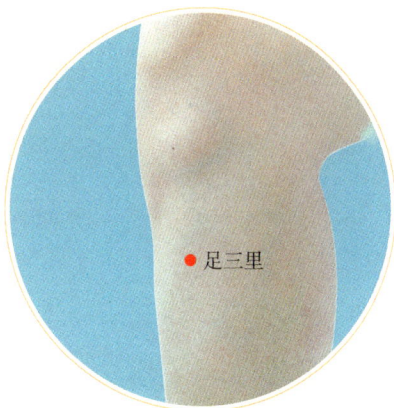

图 5-6-6　足三里体表定位

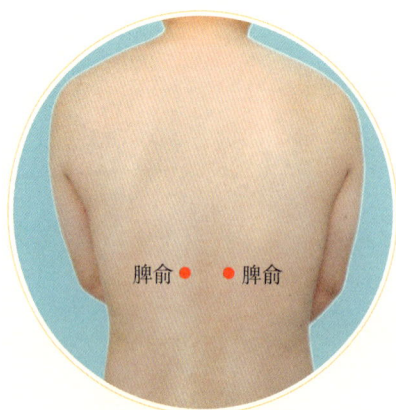

脾俞：在脊柱区，第11胸椎棘突下，后正中线旁开1.5寸。与肚脐中相对应处即为第2腰椎，第2腰椎上3个椎体，即为第11胸椎。

脾俞 ● ● 脾俞

图 5-6-7 脾俞体表定位

药物处方：半夏、川芎、胆南星、白芥子各 10g，细辛 6g。

操作

上述药物按照以上比例，研末后密封保存备用。贴敷时取少量药末与姜汁调和，做成 1cm 直径的药丸贴敷在所选穴位上，外用医用橡皮膏固定。每日贴敷 1 次，每次贴敷 2~4 小时，7 天为 1 疗程。

肾精亏虚

辨证要点

耳如蝉鸣，夜间较甚，听力下降，头晕眼花，腰膝酸软，多梦遗精，舌红少苔，脉细数。

治则

补肾填精。

处方

体穴处方：肾俞、关元、太溪、涌泉。（图 5-6-8~图 5-6-11）

肾俞：在脊柱区，第 2 腰椎棘突下，后正中线旁开 1.5 寸。

快捷取穴方法：命门穴旁开各 2 横指。

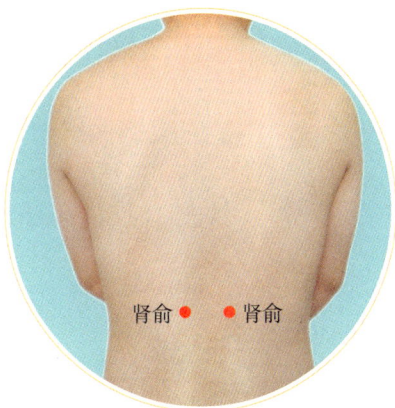

图 5-6-8　肾俞体表定位

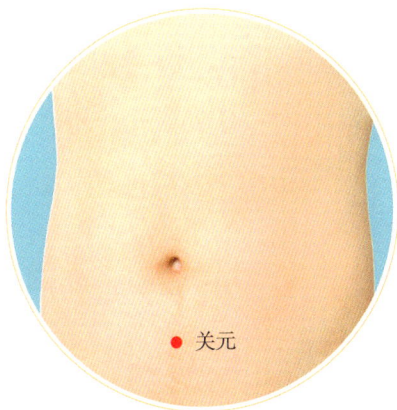

关元：在下腹部，脐中下 3 寸（4 横指），前正中线上。

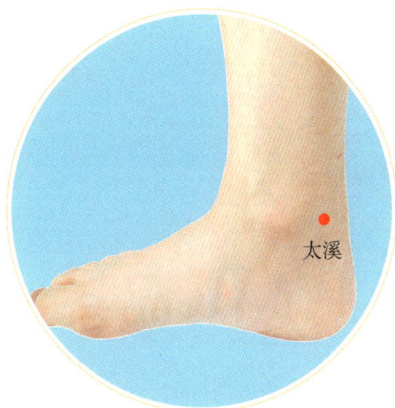

图 5-6-9　关元体表定位

太溪：在踝区，内踝尖与跟腱之间的凹陷中。

图 5-6-10　太溪体表定位

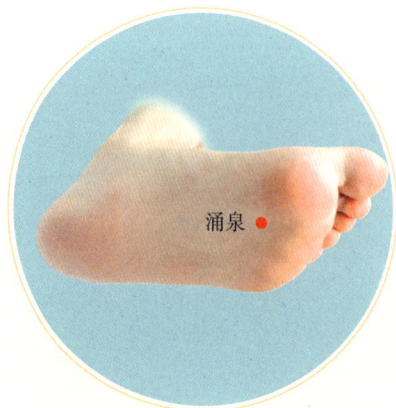

涌泉：在足底，屈足卷趾时足心最凹陷中，约足底中线前 1/3 处。

图 5-6-11　涌泉体表定位

药物处方：当归、牛膝各 15g，肉桂、吴茱萸各 10g。

⊙ 操作

　　上述药物按照以上比例，研末后密封保存备用。贴敷时取少量药末与姜汁调和，做成 1cm 直径的药丸贴敷在所选穴位上，外用医用橡皮膏固定。每日贴敷 1 次，每次贴敷 4~6 小时，7 天为 1 疗程。

第七节　失眠

概述

　　失眠是由于情志、饮食内伤、病后及年迈，禀赋不足，心虚胆怯等病因，引起心神失养或心神不安，从而导致经常不能获得正常睡眠为特征的一类病证。主要表现为睡眠时间、深度的不足以及不能消除疲劳、恢复体力与精力，轻者入睡困难，或寐而不酣，时寐时醒，或醒后不能再寐，重则彻夜不寐。

现代医学中神经官能症、更年期综合征等以失眠为主要临床表现时可参考本节内容辨证论治。

病因病机

本病多以情志、饮食或气血亏虚等内伤病因居多，由这些病因引起心、肝、胆、脾、胃、肾的气血失和，阴阳失调，进而导致心失所养及由心火偏亢、肝郁、痰热、胃失和降，导致心神不安两方面为主。其病位在心，但与肝、胆、脾、胃、肾关系密切，久病可表现为虚实兼夹，或为瘀血所致。

辨证论治

肝火扰心

辨证要点

急躁易怒，不寐多梦，甚至彻夜不眠，伴有头晕头胀，目赤耳鸣，口干而苦，便秘溲赤，舌红苔黄，脉弦而数。

治则

清肝泻火，镇心安神。

处方

体穴处方：涌泉、太冲、期门。

（图 5-7-1~图 5-7-3）

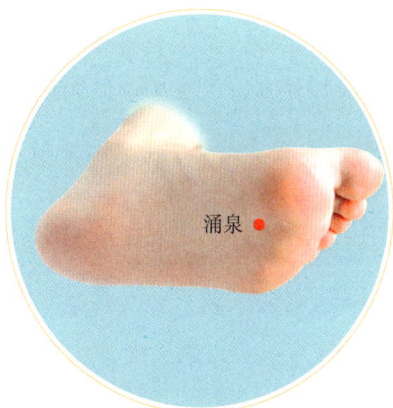

涌泉

涌泉：在足底，屈足卷趾时足心最凹陷中，约足底中线前1/3处。

图 5-7-1　涌泉体表定位

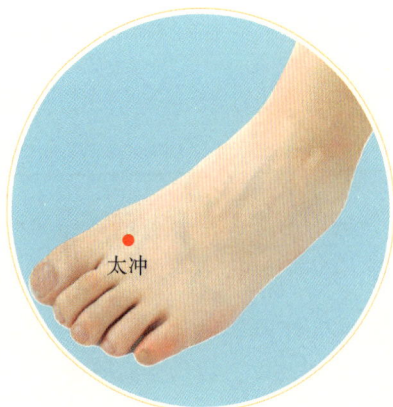

太冲：在足背，第1、2跖骨间，跖骨底结合部前方凹陷中，或触及动脉搏动。

图 5-7-2　太冲体表定位

期门：在胸部，第6肋间隙，前正中线旁开4寸。

快捷取穴方法：乳头直下，往下数两根肋骨处。

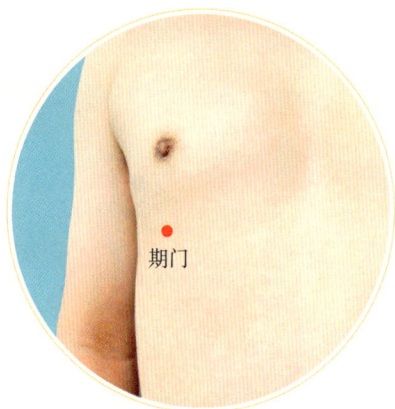

图 5-7-3　期门体表定位

药物处方：黄连6g、吴茱萸10g。

操作

上述药物按照以上比例，研末后密封保存备用。贴敷时取少量药末与姜汁调和，做成1cm直径的药丸贴敷在所选穴位上，外用医用橡皮膏固定。每日贴敷1次，每次贴敷2~4小时，7天为1疗程。

痰热内扰

◎ 辨证要点

不寐，胸闷心烦，泛恶，嗳气，伴有头重目眩，口苦，舌红苔黄腻，脉滑数。

◎ 治则

清化痰热，和中安神。

◎ 处方

体穴处方： 丰隆、足三里、内关。（图 5-7-4 ~ 图 5-7-6）

丰隆：在小腿外侧，外踝尖上 8 寸，胫骨前肌的外缘。

快捷取穴方法：外膝眼与外踝前缘平外踝尖处连线的中点。

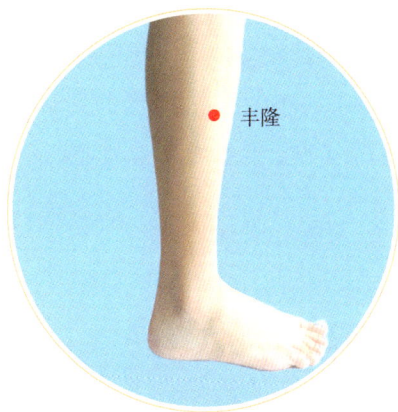

图 5-7-4　丰隆体表定位

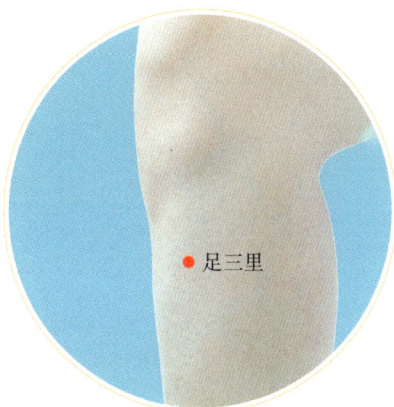

图 5-7-5　足三里体表定位

足三里：在小腿外侧，犊鼻下 3 寸，犊鼻与解溪连线上。

快捷取穴方法：用同侧手张开虎口围住髌骨上外缘，四指直指向下，中指尖的指处。

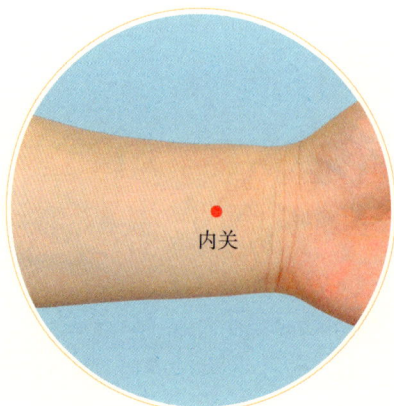

内关： 在前臂前区，腕掌侧远端横纹上 2 寸，掌长肌腱与桡侧腕屈肌腱之间。

图 5-7-6　内关体表定位

药物处方： 黄连、竹茹、胆南星、半夏各 10g，栀子 6g。

⊙ 操作

上述药物按照以上比例，研末后密封保存备用。贴敷时取少量药末与姜汁调和，做成 1cm 直径的药丸贴敷在所选穴位上，外用医用橡皮膏固定。每日贴敷 1 次，每次贴敷 2~4 小时，7 天为 1 疗程。

心胆气虚

⊙ 辨证要点

多梦易醒，心悸健忘，触事易惊，虚烦不寐，伴有气短自汗，倦怠乏力，舌淡苔薄，脉细无力。

⊙ 治则

补益心脾，安神定志。

⚫ 处方

体穴处方：中脘、三阴交、足三里、心俞、脾俞。（图 5-7-7~ 图 5-7-10 ）

中脘：在上腹部，脐中上 4 寸，前正中线上。剑胸结合与脐中连线的中点处。

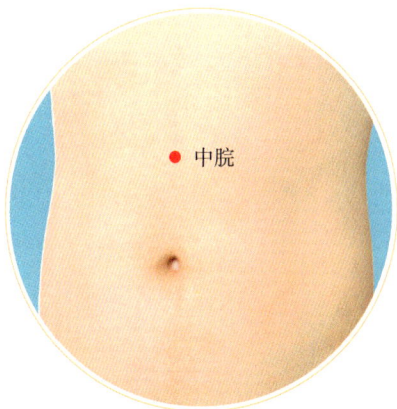

图 5-7-7　中脘体表定位

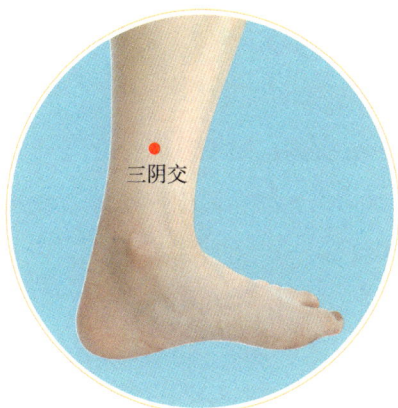

图 5-7-8　三阴交体表定位

三阴交：在小腿内侧，内踝尖上 3 寸，胫骨内侧缘后际。

足三里：在小腿外侧，犊鼻下 3 寸，犊鼻与解溪连线上。

快捷取穴方法：用同侧手张开虎口围住髌骨上外缘，四指直指向下，中指尖的指处。

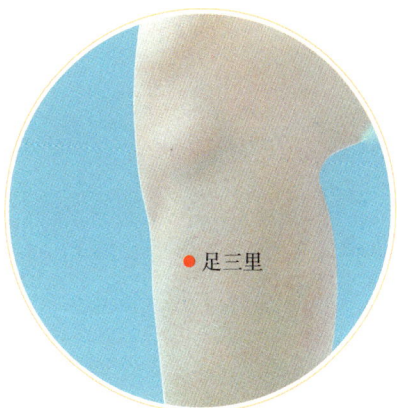

图 5-7-9　足三里体表定位

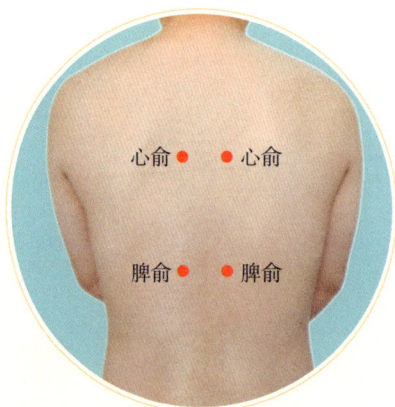

心俞：在脊柱区，第5胸椎棘突下，后正中线旁开1.5寸。

快捷取穴方法：由平双肩胛骨下角之椎骨（第7胸椎）往上推两个椎骨即第5胸椎骨。

脾俞：在脊柱区，第11胸椎棘突下，后正中线旁开1.5寸。与肚脐中相对应处即为第2腰椎，第2腰椎上3个椎体，即为第11胸椎。

图 5-7-10　心俞、脾俞体表定位

药物处方：茯神、当归、远志、党参、酸枣仁各10g。

操作

上述药物按照以上比例，研末后密封保存备用。贴敷时取少量药末与姜汁调和，做成1cm直径的药丸贴敷在所选穴位上，外用医用橡皮膏固定。每日贴敷1次，每次贴敷2~4小时，7天为1疗程。

第八节　高血压

概述

高血压是以体循环动脉血压升高为主要临床表现的心血管综合征。是多种心脑血管疾病的重要病因和危险因素，影响重要脏器心、脑、肾的结构功能，导致这些器官功能衰竭。

病因病机

高血压病属于中医学的"眩晕"、"头痛"等范畴。病位在头窍。眩晕的病因病机不外虚实两端，虚者为髓海不足、或气血亏虚，清窍失养，实者为风、火、痰、瘀扰乱清空。头痛多与肝、脾、肾三脏功能失调有关。肾阴亏虚，不涵肝木，则肝风内动，而随其厥阴经脉上扰清空，以致头痛。脾失健运，气血生化之源不足，气血亏虚无以上荣于脑，则头痛随之而起；另一方面水湿停积，而化为痰饮，阻于中焦，则致清阳不升，浊阴不降，或痰涎随风火上攻，则头痛亦可发生。

辨证论治

肝火亢盛

辨证要点

头部胀痛、烦躁易怒、面红目赤，胁痛口苦，便秘溲黄，口干口渴，失眠。舌红苔黄，脉弦数。

治则

平肝潜阳，清火熄风。

处方

体穴处方：肝俞、三阴交、太冲、涌泉。（图5-8-1~图5-8-4）

肝俞：在脊柱区，第9胸椎棘突下，后正中线旁开1.5寸。

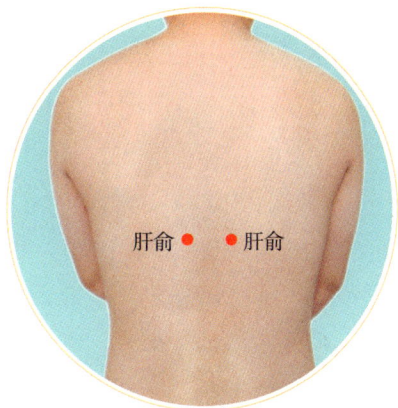

肝俞 ● ● 肝俞

图5-8-1 肝俞体表定位

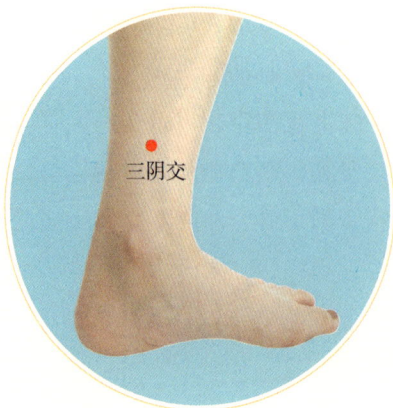

图 5-8-2　三阴交体表定位

三阴交：在小腿内侧，内踝尖上3寸，胫骨内侧缘后际。

太冲：在足背，第1、2跖骨间，跖骨底结合部前方凹陷中，或触及动脉搏动。

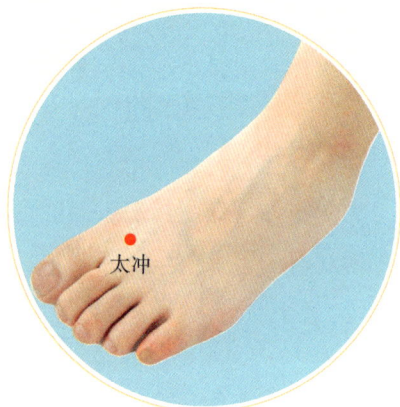

图 5-8-3　太冲体表定位

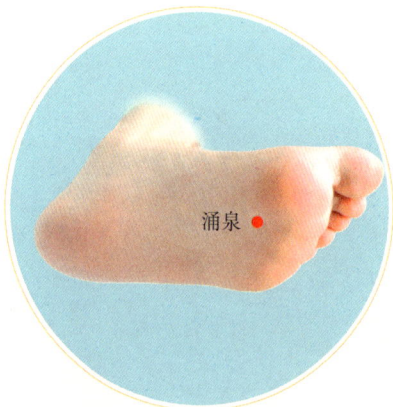

图 5-8-4　涌泉体表定位

涌泉：在足底，屈足卷趾时足心最凹陷中，约足底中线前1/3处。

药物处方： 吴茱萸 10g、黄连 6g。

⊙ 操作

上述药物按照以上比例，研末后密封保存备用。贴敷时取少量药末与姜汁调和，做成 1cm 直径的药丸贴敷在所选穴位上，外用医用橡皮膏固定。每日贴敷 1 次，每次贴敷 4~6 小时，7 天为 1 疗程。

阴虚阳亢

⊙ 辨证要点

头部胀痛、烦躁易怒、腰膝痠软，面红目赤，胁痛口苦，便秘溲黄，五心烦热，口干口渴，失眠梦遗。舌红少苔，脉细数或弦细。

⊙ 治则

滋阴潜阳，平肝熄风。

⊙ 处方

体穴处方：三阴交、足三里、太冲、涌泉。（图 5-8-5~ 图 5-8-8）

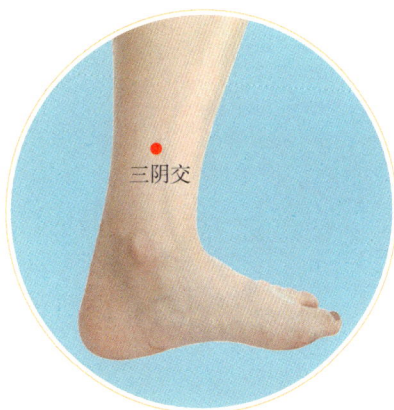

三阴交：在小腿内侧，内踝尖上 3 寸，胫骨内侧缘后际。

图 5-8-5　三阴交体表定位

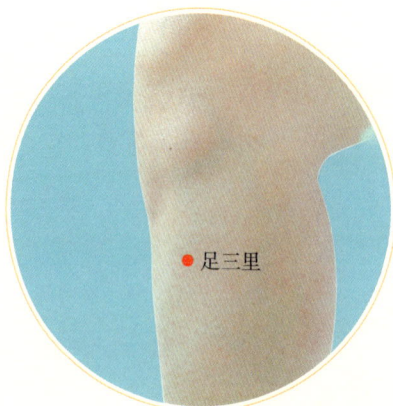

足三里：在小腿外侧，犊鼻下3寸，犊鼻与解溪连线上。

快捷取穴方法：用同侧手张开虎口围住髌骨上外缘，四指直指向下，中指尖的指处。

图5-8-6　足三里体表定位

涌泉：在足底，屈足卷趾时足心最凹陷中，约足底中线前1/3处。

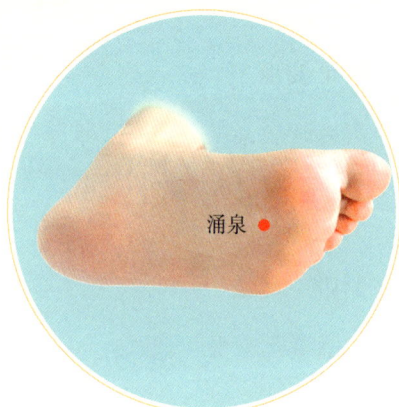

图5-8-7　涌泉体表定位

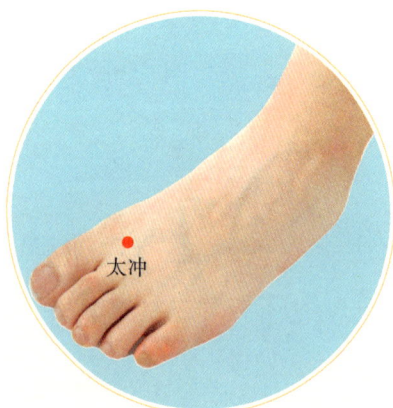

太冲：在足背，第1、2跖骨间，跖骨底结合部前方凹陷中，或触及动脉搏动。

图5-8-8　太冲体表定位

药物处方：吴茱萸10g。

操作

上述药物研末后密封保存备用。贴敷时取少量药末与食醋调和，做成 1cm 直径的药丸贴敷在所选穴位上，外用医用橡皮膏固定。每日贴敷 1 次，每次贴敷 4~6 小时，7 天为 1 疗程。

痰湿壅盛

辨证要点

头重或痛，头重如裹，胸脘痞闷，胸痛心悸，纳呆恶心，身重困倦，手足麻木。苔腻脉滑。

治则

健脾化痰，祛湿降逆。

处方

体穴处方：内关、中脘、丰隆、足三里。（图 5-8-9~ 图 5-8-12）

内关：在前臂前区，腕掌侧远端横纹上 2 寸，掌长肌腱与桡侧腕屈肌腱之间。

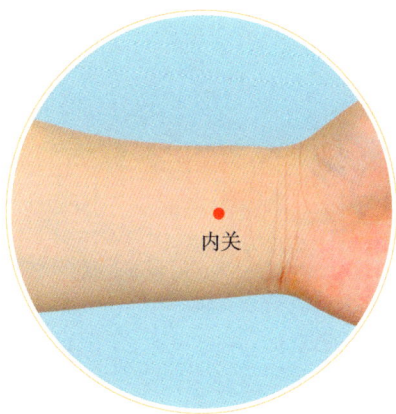

图 5-8-9　内关体表定位

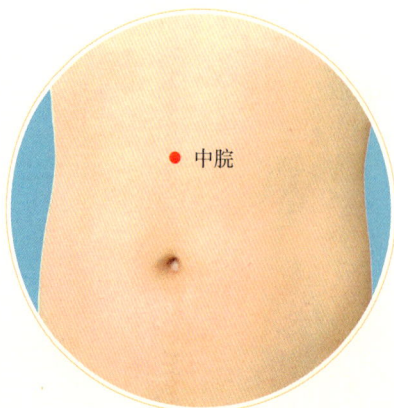

图5-8-10　中脘体表定位

中脘：在上腹部，脐中上4寸，前正中线上。剑胸结合与脐中连线的中点处。

丰隆：在小腿外侧，外踝尖上8寸，胫骨前肌的外缘。

快捷取穴方法：外膝眼与外踝前缘平外踝尖处连线的中点。

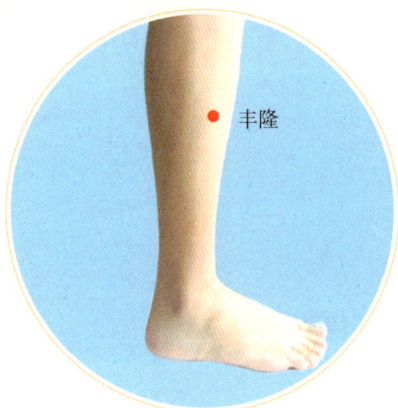

图5-8-11　丰隆体表定位

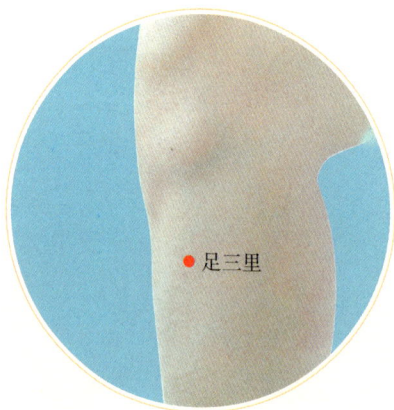

图5-8-12　足三里体表定位

足三里：在小腿外侧，犊鼻下3寸，犊鼻与解溪连线上。

快捷取穴方法：用同侧手张开虎口围住髌骨上外缘，四指直指向下，中指尖的指处。

药物处方：半夏、川芎、胆南星各10g，白芥子、细辛各6g。

> ⊕ **操作**
>
> 上述药物按照以上比例，研末后密封保存备用。贴敷时取少量药末与姜汁调和，做成 1cm 直径的药丸贴敷在所选穴位上，外用医用橡皮膏固定。每日贴敷 1 次，每次贴敷 4~6 小时，7 天为 1 疗程。

第九节　中风

概述

中风病是由于正气亏虚，饮食、情志、劳倦内伤等引起气血逆乱，产生风、火、痰、瘀，以突然昏仆、半身不遂、口舌歪斜、言语不清为主要临床表现的病证。本病多见于中老年人，四季皆可发病，但以冬春两季最为多见。

中风病即西医学所称的脑血管病，主要包括缺血性和出血性两大类型，中风病恢复期及后遗症期均可参考本节辨证论治。

病因病机

1. 积损正衰

"年四十而阴气自半，起居衰矣"。年老体弱，或久病气血亏损，脑脉失养。气虚则运血无力，血流不畅，突发本病。

2. 脾失健运

过食肥甘醇酒，致使脾胃受伤，脾失运化，痰浊内生，郁久化热，痰热互结，壅滞经脉，上蒙清窍，发为本病。

3. 情志过极

七情所伤，肝失条达，气机郁滞，血行不畅，瘀结脑脉；暴怒伤肝，则肝阳暴张，或心火暴盛，风火相煽，血随气逆，上扰脑窍而发为中风。

辨证论治

风痰入络

辨证要点

肌肤不仁，手足麻木，突然发生口眼歪斜，语言不利，口角流涎，舌强言謇，甚则半身不遂。或兼见恶寒、发热、手足拘挛、关节酸痛等症。舌苔薄白，脉浮数。

治则

祛风化痰通络。

处方

体穴处方：内关、合谷、委中、三阴交、足三里、丰隆。（双侧）（图5-9-1～图5-9-6）

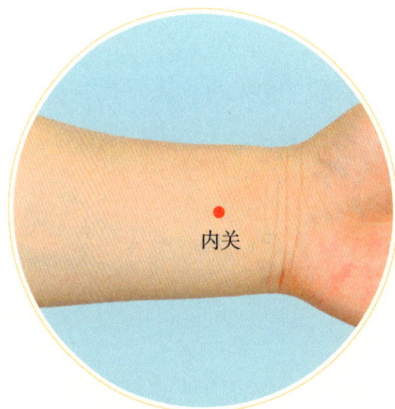

内关：在前臂前区，腕掌侧远端横纹上2寸，掌长肌腱与桡侧腕屈肌腱之间。

图5-9-1　内关体表定位

合谷：在手背，第二掌骨桡侧的中点处。

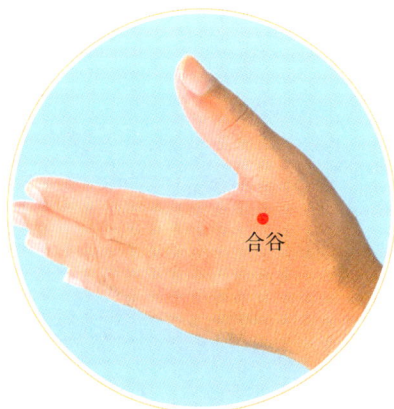

图 5-9-2　合谷体表定位

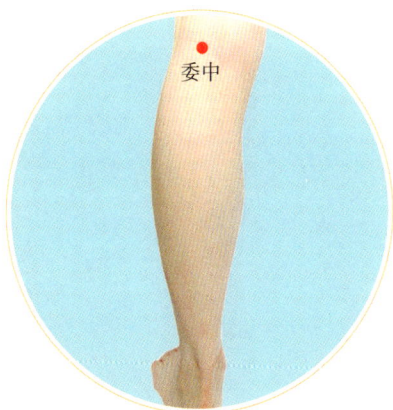

图 5-9-3　委中体表定位

委中：在膝后区，腘横纹中点。

三阴交：在小腿内侧，内踝尖上3寸，胫骨内侧缘后际。

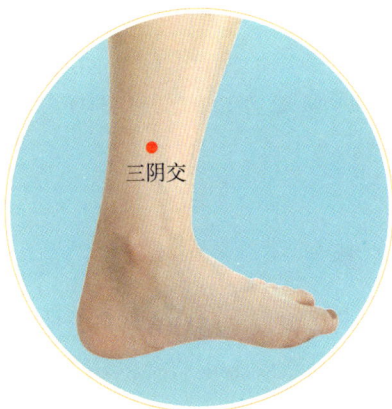

图 5-9-4　三阴交体表定位

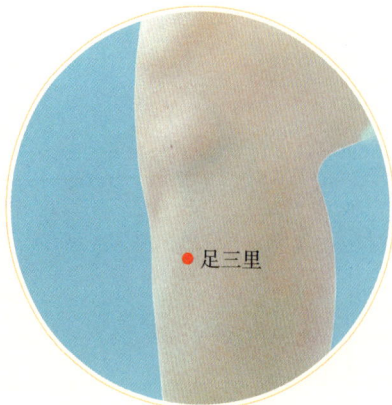

足三里：在小腿外侧，犊鼻下3寸，犊鼻与解溪连线上。

快捷取穴方法：用同侧手张开虎口围住髌骨上外缘，四指直指向下，中指尖的指处。

图5-9-5 足三里体表定位

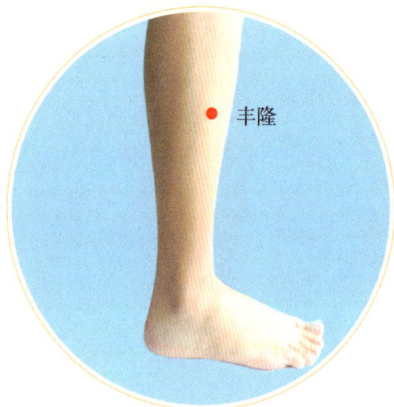

丰隆：在小腿外侧，外踝尖上8寸，胫骨前肌的外缘。

快捷取穴方法：外膝眼与外踝前缘平外踝尖处连线的中点。

图5-9-6 丰隆体表定位

药物处方： 白芥子10g，胆南星10g，延胡索10g、半夏10g、川芎10g。

操作

上述药物按照以上比例，研末后密封保存备用。贴敷时取少量药末与姜汁调和，做成1cm直径的药丸贴敷在所选穴位上，外用医用橡皮膏固定。每日贴敷1次，每次贴敷4~6小时，10天为1疗程。

风阳上扰

辨证要点

平素头晕头痛，耳鸣目眩，突然发生口眼歪斜，舌强语謇，或手足重滞，甚则半身不遂等症。舌质红苔黄，脉弦。

治则

平肝潜阳，活血通络。

处方

体穴处方：内关、尺泽、委中、三阴交、足三里、太冲。（双侧）（图 5-9-7~图 5-9-12）

内关：在前臂前区，腕掌侧远端横纹上 2 寸，掌长肌腱与桡侧腕屈肌腱之间。

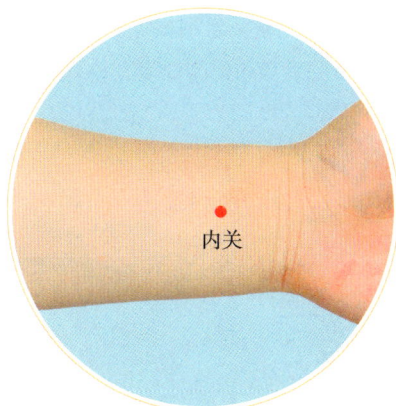

图 5-9-7　内关体表定位

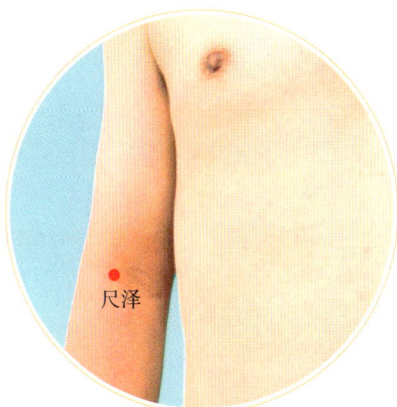

图 5-9-8　尺泽体表定位

尺泽：在肘区，肘横纹上，肱二头肌腱桡侧缘凹陷中。

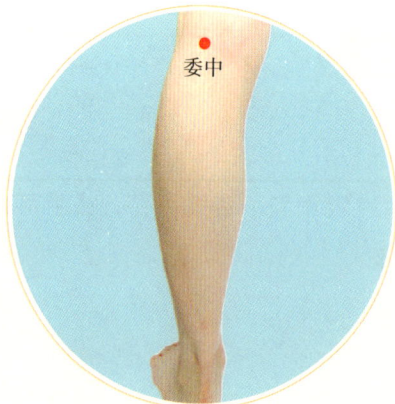

委中：在膝后区，腘横
纹中点。

图 5-9-9　委中体表定位

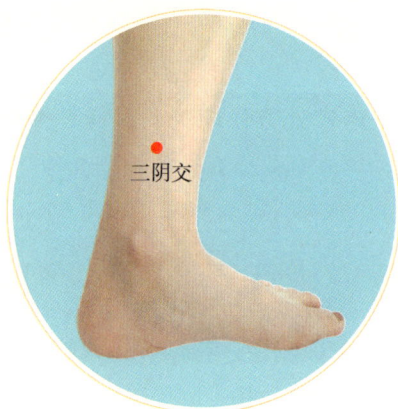

三阴交：在小腿内侧，内踝尖上
3寸，胫骨内侧缘后际。

图 5-9-10　三阴交体表定位

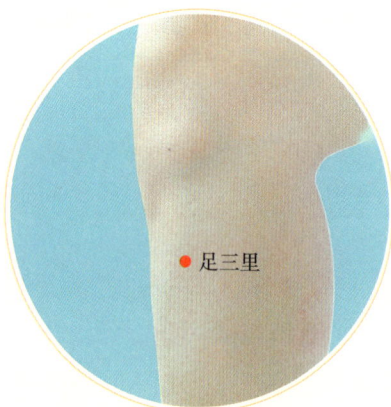

足三里：在小腿外侧，犊鼻下3寸，
犊鼻与解溪连线上。

快捷取穴方法：用同侧手张开虎口
围住髌骨上外缘，四指直指向下，中指
尖的指处。

图 5-9-11　足三里体表定位

太冲：在足背，第1、2跖骨间，跖骨底结合部前方凹陷中，或触及动脉搏动。

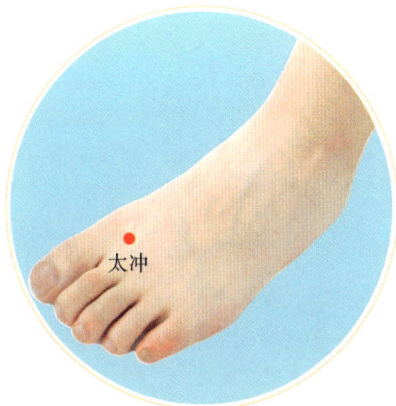

图 5-9-12　太冲体表定位

药物处方：天麻，决明子、牛膝、川芎各 15g，白芥子 6g。

操作

上述药物按照以上比例，研末后密封保存备用。贴敷时取少量药末与姜汁调和，做成 1cm 直径的药丸贴敷在所选穴位上，外用医用橡皮膏固定。每日贴敷 1 次，每次贴敷 4~6 小时，10 天为 1 疗程。

气虚血瘀

辨证要点

肢体偏枯不用，肢软无力，面色萎黄，舌质淡紫或有瘀斑，苔薄白，脉细涩或细弱。

治则

益气养血，化瘀通络。

处方

体穴处方: 内关、委中、三阴交、足三里、气海、血海。(双侧)(图5-9-13~图5-9-18)

内关: 在前臂前区,腕掌侧远端横纹上2寸,掌长肌腱与桡侧腕屈肌腱之间。

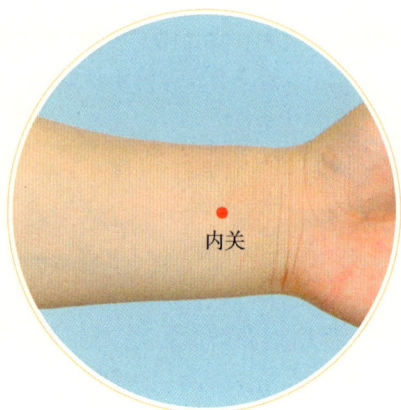

图 5-9-13 内关体表定位

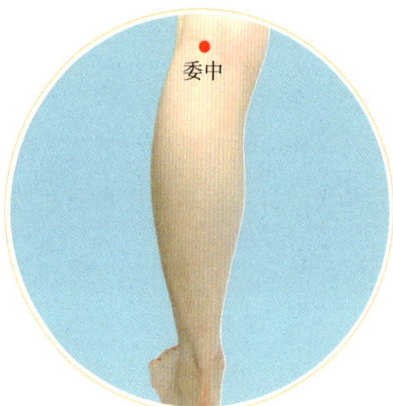

图 5-9-14 委中体表定位

委中: 在膝后区,腘横纹中点。

三阴交: 在小腿内侧,内踝尖上3寸,胫骨内侧缘后际。

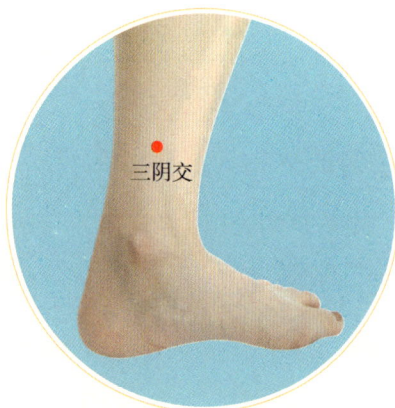

图 5-9-15 三阴交体表定位

足三里：在小腿外侧，犊鼻下 3 寸，犊鼻与解溪连线上。

快捷取穴方法：用同侧手张开虎口围住髌骨上外缘，四指直指向下，中指尖的指处。

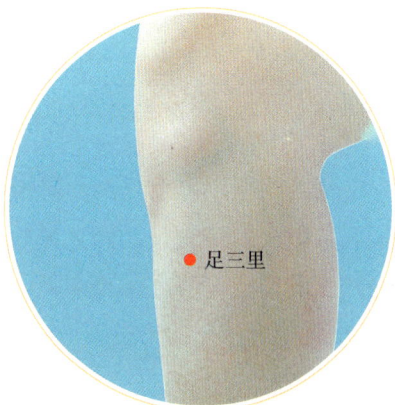

图 5-9-16　足三里体表定位

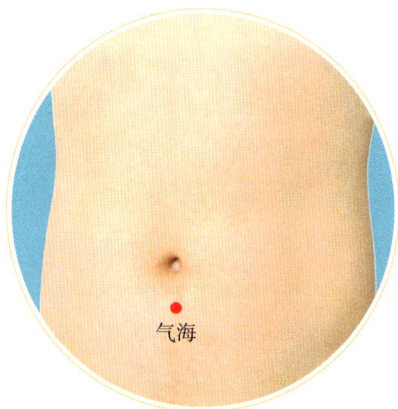

图 5-9-17　气海体表定位

气海：在下腹部，脐中下 1.5 寸，前正中线上。

血海：在股前区，髌底内侧端上 2 寸，股内侧肌隆起处。

快捷取穴方法：髌骨内上缘上约 2 横指处鼓起之肌肉的中点。

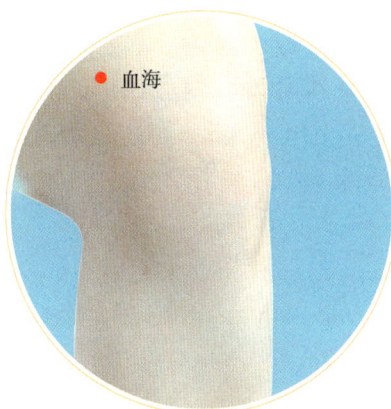

图 5-9-18　血海体表定位

药物处方：桃仁、党参、黄芪、红花、川芎各 15g，延胡索 10g。

✿ 操作

上述药物按照以上比例，研末后密封保存备用。贴敷时取少量药末与姜汁调和，做成 1cm 直径的药丸贴敷在所选穴位上，外用医用橡皮膏固定。每日贴敷 1 次，每次贴敷 4~6 小时，10 天为 1 疗程。

肝肾亏虚

✿ 辨证要点

半身不遂，患肢僵硬，拘挛变形，舌强不语，或偏瘫，肢体肌肉萎缩，舌红脉细，或舌淡红，脉沉细。

✿ 治则

滋养肝肾。

✿ 处方

体穴处方：合谷、内关、三阴交、足三里、关元、肾俞。（双侧）（图 5-9-19~ 图 5-9-24）

合谷：在手背，第二掌骨桡侧的中点处。

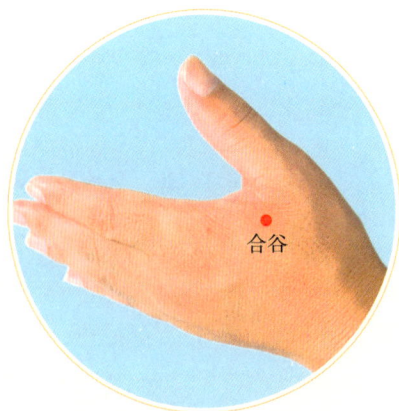

合谷

图 5-9-19 合谷体表定位

内关：在前臂前区，腕掌侧远端横纹上2寸，掌长肌腱与桡侧腕屈肌腱之间。

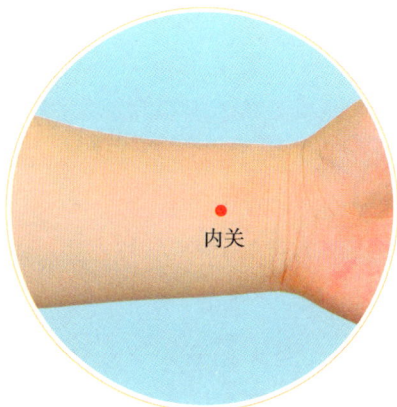

图 5-9-20　内关体表定位

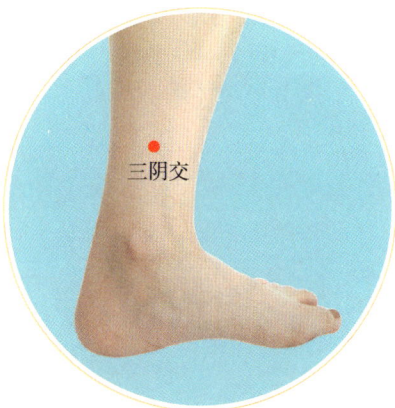

图 5-9-21　三阴交体表定位

三阴交：在小腿内侧，内踝尖上3寸，胫骨内侧缘后际。

足三里：在小腿外侧，犊鼻下3寸，犊鼻与解溪连线上。

快捷取穴方法：用同侧手张开虎口围住髌骨上外缘，四指直指向下，中指尖的指处。

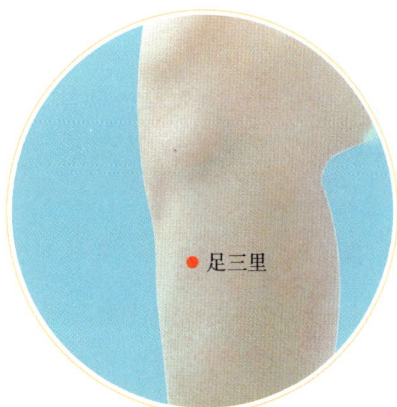

图 5-9-22　足三里体表定位

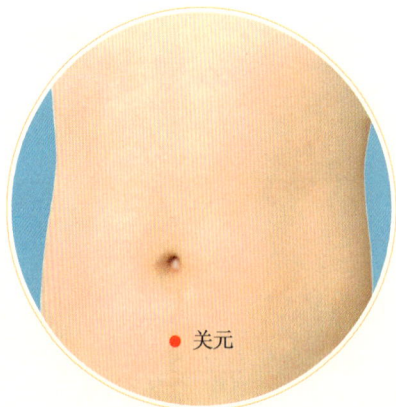

关元：在下腹部，脐中下 3 寸（4 横指），前正中线上。

图 5-9-23　关元体表定位

肾俞：在脊柱区，第 2 腰椎棘突下，后正中线旁开 1.5 寸。

快捷取穴方法：命门穴旁开各 2 横指。

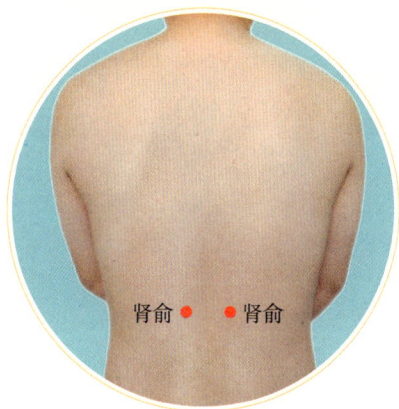

图 5-9-24　肾俞体表定位

药物处方：山茱萸，杜仲、当归、独活、川芎各 15g、肉桂、延胡索各 10g。

操作

上述药物按照以上比例，研末后密封保存备用。贴敷时取少量药末与姜汁调和，做成 1cm 直径的药丸贴敷在所选穴位上，外用医用橡皮膏固定。每日贴敷 1 次，每次贴敷 4~6 小时，10 天为 1 疗程。

第十节　心悸

概述

　　心悸是指病人自觉心中悸动、惊惕不安、甚则不能自主的一种病证，临床一般多呈发作性，每因情志波动或劳累过度而发作，且常伴胸闷、气短、失眠、健忘、眩晕、耳鸣等症。病情轻者为惊悸，重者为怔忡，可呈持续性。

病因病机

　　心悸多因体虚劳倦，情志内伤，外邪侵袭等，导致心神失宁而发病。其病位在心，根据病证的临床表现，应分辨病变有无涉及肝脾肺肾，是涉及一脏，或病及多脏，心悸病机有虚实之分，故治疗上应分虚实，虚证分别治以补气、养血、滋阴、温阳；实证则应祛痰、化饮、清火、行瘀。但本病以虚实错杂为多见，且虚实的主次、缓急各有不同，故治当相应兼顾。

辨证论治

心阳不振

辨证要点

　　心悸不安，胸闷气短，动则尤甚，面色苍白，形寒肢冷，舌淡苔白，脉象虚弱或沉细无力。

治则

　　温补心阳，安神定悸。

处方

体穴处方：内关、郄门、膻中、心俞、足三里。（图5-10-1～图5-10-4）

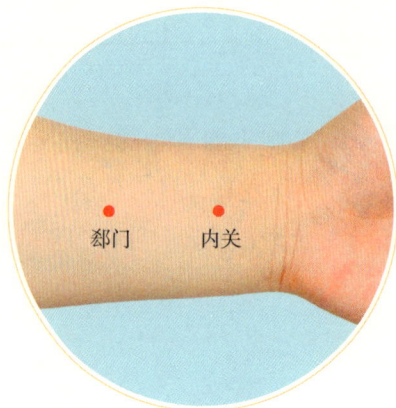

内关：在前臂前区，腕掌侧远端横纹上2寸，掌长肌腱与桡侧腕屈肌腱之间。

郄门：在前臂前区，腕掌侧远端横纹上5寸，掌长肌腱与桡侧腕屈肌腱之间。

图 5-10-1　郄门、内关体表定位

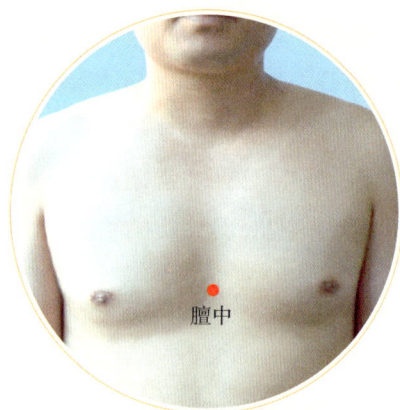

膻中：在上腹部，横平第4肋间隙，前正中线上。

图 5-10-2　膻中体表定位

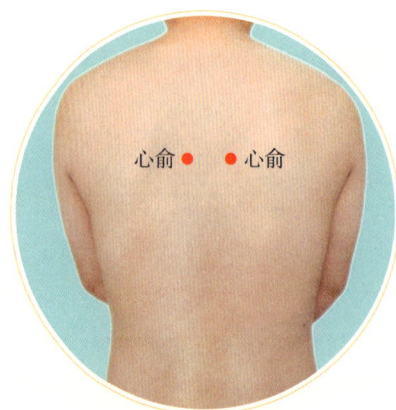

心俞：在脊柱区，第5胸椎棘突下，后正中线旁开1.5寸。

快捷取穴方法：由平双肩胛骨下角之椎骨（第7胸椎）往上推两个椎骨即第5胸椎骨。

图 5-10-3　心俞体表定位

足三里：在小腿外侧，犊鼻下3寸，犊鼻与解溪连线上。

快捷取穴方法：用同侧手张开虎口围住髌骨上外缘，四指直指向下，中指尖的指处。

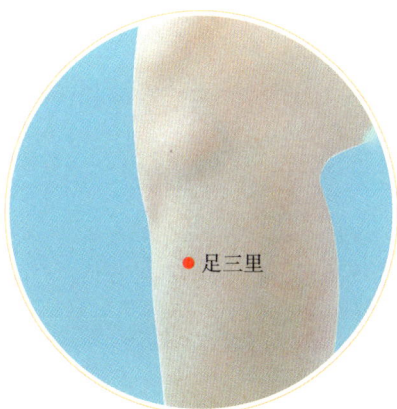

图 5-10-4　足三里体表定位

药物处方：川芎 10g、桂枝 10g、细辛 6g、附子 10g。

⊕ 操作

上述药物按照以上比例，研末后密封保存备用。贴敷时取少量药末与姜汁调和，做成1cm直径的药丸贴敷在所选穴位上，外用医用橡皮膏固定。每日贴敷1次，每次贴敷4~6小时，10天为1疗程。

瘀阻心脉

⊕ 辨证要点

心悸不安，胸闷不舒，心前区时有刺痛，唇甲青紫，舌质紫暗或有瘀斑，脉涩。

⊕ 治则

活血化瘀通络。

🔵 处方

体穴处方：内关、膻中、心俞、膈俞。（图5-10-5~图5-10-7）

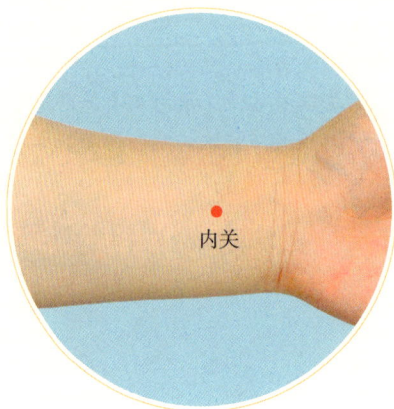

图 5-10-5　内关体表定位

内关： 在前臂前区，腕掌侧远端横纹上2寸，掌长肌腱与桡侧腕屈肌腱之间。

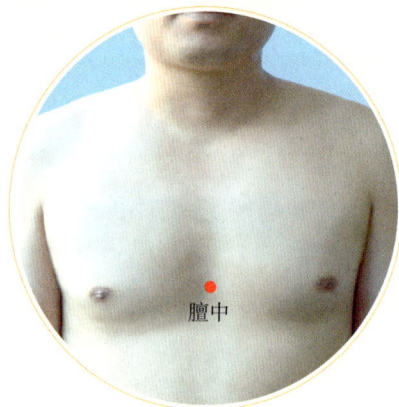

图 5-10-6　膻中体表定位

膻中： 在上腹部，横平第4肋间隙，前正中线上。

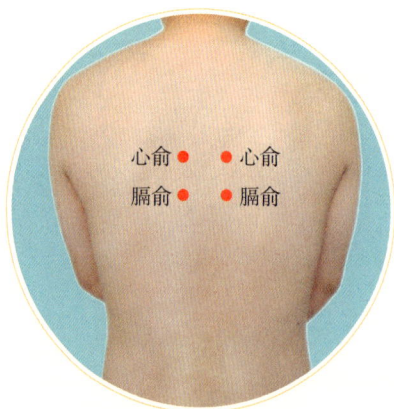

图 5-10-7　心俞、膈俞体表定位

心俞： 在脊柱区，第5胸椎棘突下，后正中线旁开1.5寸。

快捷取穴方法： 由平双肩胛骨下角之椎骨（第7胸椎）往上推两个椎骨即第5胸椎骨。

膈俞： 在脊柱区，第7胸椎棘突下，后正中线旁开1.5寸。

快捷取穴方法： 在脊柱区，第7胸椎棘突下，后正中线旁开1.5寸。

药物处方：乳香 10g、没药 10g、川芎 10g、红花 10g、延胡索 10g。

操作

上述药物按照以上比例，研末后密封保存备用。贴敷时取少量药末与姜汁调和，做成 1cm 直径的药丸贴敷在所选穴位上，外用医用橡皮膏固定。每日贴敷 1 次，每次贴敷 2~4 小时，10 天为 1 疗程。

心虚胆怯

辨证要点

心悸不安，善惊易恐，坐卧不安，多梦易惊醒，食少纳呆，舌红，苔薄白，脉细弦。

治则

养心安神定志。

处方

体穴处方：内关、膻中、心俞、足三里。（图 5-10-8~图 5-10-11）

内关：在前臂前区，腕掌侧远端横纹上 2 寸，掌长肌腱与桡侧腕屈肌腱之间。

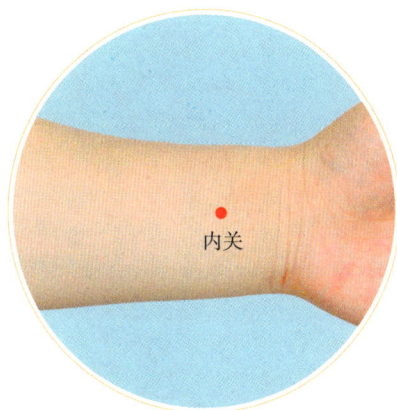

图 5-10-8　内关体表定位

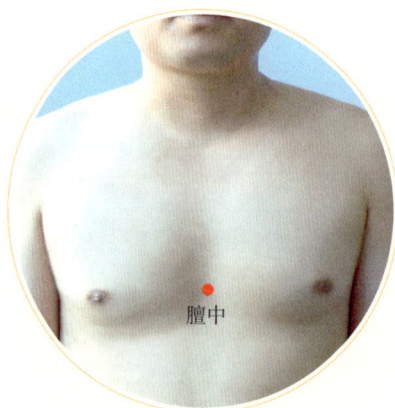

图 5-10-9　膻中体表定位

膻中：两乳头之间中点。在上腹部，横平第4肋间隙，前正中线上。

心俞：在脊柱区，第5胸椎棘突下，后正中线旁开1.5寸。

快捷取穴方法：由平双肩胛骨下角之椎骨（第7胸椎）往上推两个椎骨即第5胸椎骨。

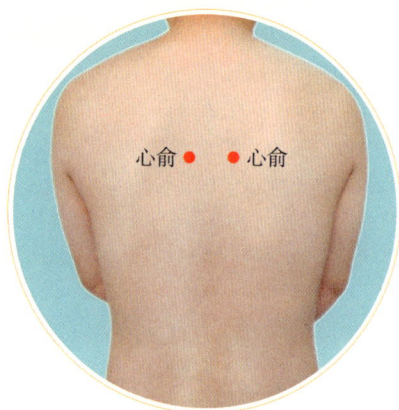

图 5-10-10　心俞体表定位

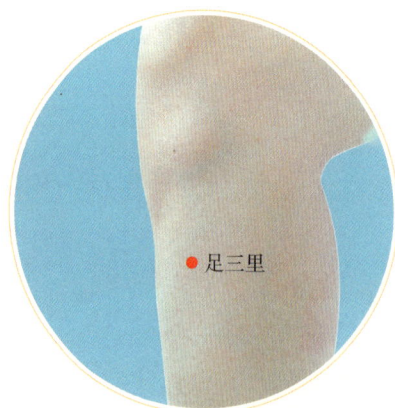

图 5-10-11　足三里体表定位

足三里：在小腿外侧，犊鼻下3寸，犊鼻与解溪连线上。

快捷取穴方法：用同侧手张开虎口围住髌骨上外缘，四指直指向下，中指尖的指处。

药物处方： 酸枣仁 15g、茯神 15g、远志 15g，肉桂 10g。

⊕ **操作**

上述药物按照以上比例，研末后密封保存备用。贴敷时取少量药末与姜汁调和，做成 1cm 直径的药丸贴敷在所选穴位上，外用医用橡皮膏固定。每日贴敷 1 次，每次贴敷 4~6 小时，10 天为 1 疗程。

第十一节　呕吐

概述

呕吐是指胃失和降，气逆于上，迫使胃中之物从口中吐出的一种病证。有物有声谓之呕，有物无声谓之吐，无物有声谓之干呕，临床呕与吐常同时发生，故合称为呕吐。

西医学中的神经性呕吐、胃炎等表现以呕吐为主症时，均可参考本病辨证治疗。

病因病机

呕吐的病因是多方面的，外感六淫、内伤饮食、情志不调、禀赋不足均可以影响于胃，使胃失和降，胃气上逆，发生呕吐。病变脏腑主要在胃，还与肝、脾密切相关。暴病呕吐多属于邪实，治疗较易，预后较好。久病呕吐，多属于正虚，虚证或虚实夹杂者，病程较长，且易反复发作，较为难治。若呕吐不止，饮食难进，易变生他证，预后不良。

辨证论治

痰饮内阻

辨证要点

呕吐清水痰涎，脘闷痞满，饮水则吐，或头眩心悸。苔白滑或腻，脉弦滑。

治则

温中化饮，和胃降逆。

处方

体穴处方：中脘、足三里、脾俞、胃俞。（图 5-11-1~ 图 5-11-3）

中脘：在上腹部，脐中上 4 寸，前正中线上。剑胸结合与脐中连线的中点处。

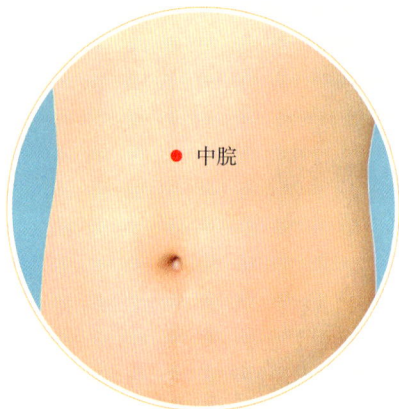

图 5-11-1　中脘体表定位

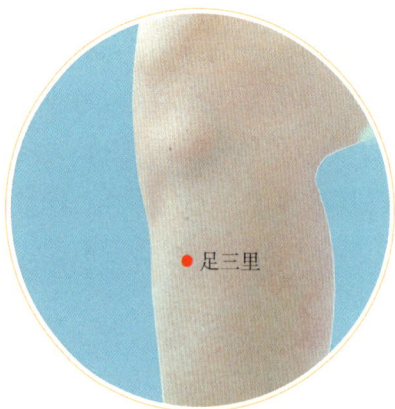

图 5-11-2　足三里体表定位

足三里：在小腿外侧，犊鼻下 3 寸，犊鼻与解溪连线上。

快捷取穴方法：用同侧手张开虎口围住髌骨上外缘，四指直指向下，中指尖的指处。

脾俞：在脊柱区，第11胸椎棘突下，后正中线旁开1.5寸。与肚脐中相对应处即为第2腰椎，第2腰椎上3个椎体，即为第11胸椎。

胃俞：在脊柱区，第12胸椎棘突下，后正中线旁开1.5寸。与肚脐中相对应处即为第2腰椎，由第2腰椎往上摸2个椎体，即为第12胸椎。

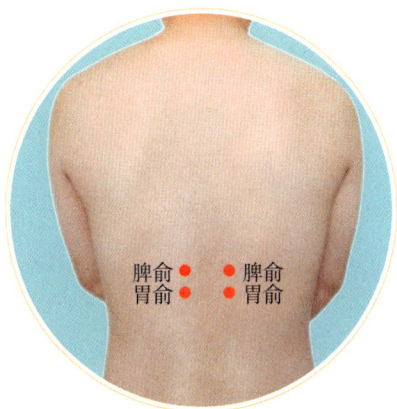

图5-11-3　脾俞、胃俞体表定位

药物处方： 半夏10g、干姜10g、茯苓10g、白芥子10g，细辛6g。

操作

上述药物按照以上比例，研末后密封保存备用。贴敷时取少量药末与姜汁调和，做成1cm直径的药丸贴敷在所选穴位上，外用医用橡皮膏固定。每日贴敷1次，每次贴敷2~4小时，7天为1疗程。

肝气犯胃

辨证要点

呕吐泛酸，口苦嗳气，脘胁烦闷不适，嘈杂。舌边红，苔薄腻或微黄，脉弦。

治则

疏肝理气，和胃降逆。

✿ 处方

体穴处方：内关、中脘、神阙、阳陵泉、太冲。（图5-11-4~图5-11-7）

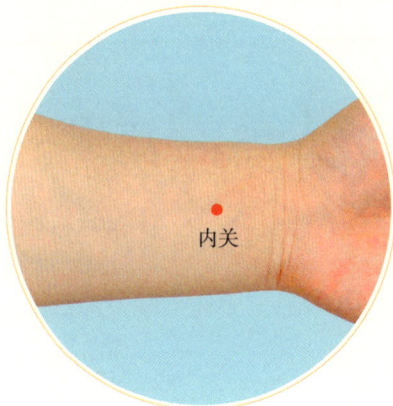

内关：在前臂前区，腕掌侧远端横纹上2寸，掌长肌腱与桡侧腕屈肌腱之间。

图5-11-4 内关体表定位

中脘：在上腹部，脐中上4寸，前正中线上。剑胸结合与脐中连线的中点处。

神阙：在脐区，脐中央。

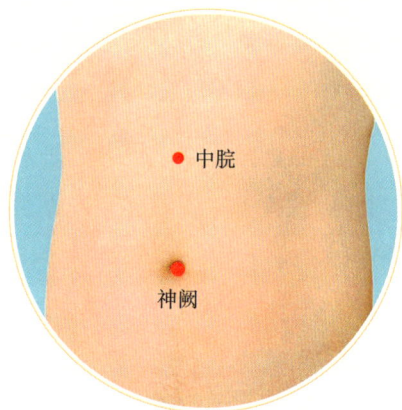

图5-11-5 中脘、神阙体表定位

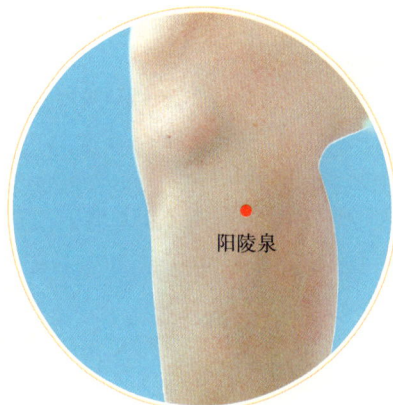

图5-11-6 阳陵泉体表定位

阳陵泉：在小腿外侧，腓骨小头前下方凹陷中。

太冲：在足背，第1、2跖骨间，跖骨底结合部前方凹陷中，或触及动脉搏动。

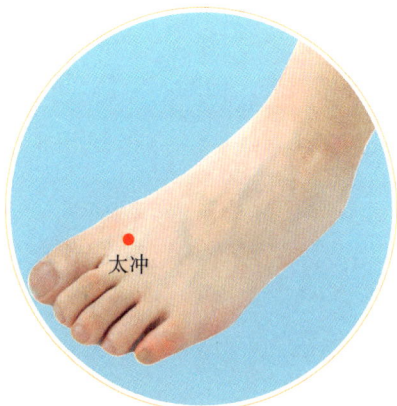

图 5-11-7　太冲体表定位

药物处方：川芎 10g、吴茱萸 10g、厚朴 10g、香附 10g、川楝子 10g。

操作

上述药物按照以上比例，研末后密封保存备用。贴敷时取少量药末与姜汁调和，做成 1cm 直径的药丸贴敷在所选穴位上，外用医用橡皮膏固定。每日贴敷 1 次，每次贴敷 4~6 小时，7 天为 1 疗程。

脾胃虚寒

辨证要点

呕吐反复，迁延日久，劳累过度或饮食不慎即发。神疲倦怠，胃脘隐痛，喜暖喜按，畏寒肢冷，面色㿠白。舌质淡或胖，苔薄白，脉弱。

治则

温中健脾，和胃降逆。

处方

体穴处方：神阙、中脘、足三里、脾俞、胃俞。（图 5-11-8~图 5-11-10）

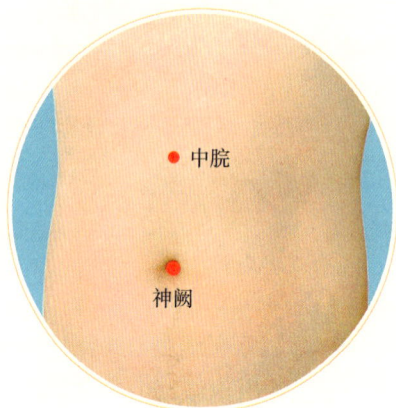

图5-11-8　中脘、神阙体表定位

中脘：在上腹部，脐中上 4 寸，前正中线上。剑胸结合与脐中连线的中点处。

神阙：在脐区，脐中央。

足三里：在小腿外侧，犊鼻下 3 寸，犊鼻与解溪连线上。

快捷取穴方法：用同侧手张开虎口围住髌骨上外缘，四指直指向下，中指尖的指处。

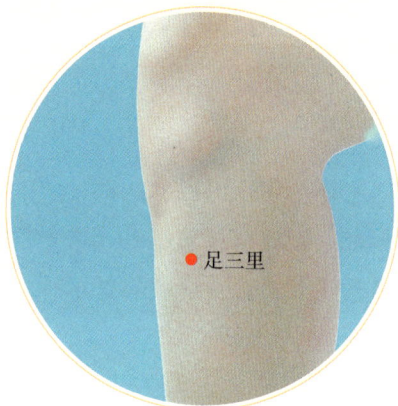

图5-11-9　足三里体表定位

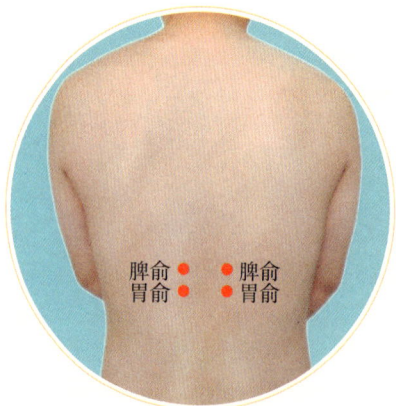

图5-11-10　脾俞、胃俞体表定位

脾俞：在脊柱区，第 11 胸椎棘突下，后正中线旁开 1.5 寸。与肚脐中相对应处即为第 2 腰椎，第 2 腰椎上 3 个椎体，即为第 11 胸椎。

胃俞：在脊柱区，第 12 胸椎棘突下，后正中线旁开 1.5 寸。与肚脐中相对应处即为第 2 腰椎，由第 2 腰椎往上摸 2 个椎体，即为第 12 胸椎。

药物处方： 吴茱萸 10g、附子 10g、干姜 10g、桂枝 10g，细辛 6g。

⏺ 操作

上述药物按照以上比例，研末后密封保存备用。贴敷时取少量药末与姜汁调和，做成 1cm 直径的药丸贴敷在所选穴位上，外用医用橡皮膏固定。每日贴敷 1 次，每次贴敷 4~6 小时，7 天为 1 疗程。

第十二节　胃痛

概述

胃痛，又称胃脘痛，是以上腹胃脘部近心窝处经常发生疼痛为主症的病证。多见于胃、十二指肠炎症、溃疡、痉挛等疾病。

西医学中的急慢性胃炎、胃痉挛、胃下垂、胃神经官能症等疾病，以上腹部胃脘疼痛为主要临床表现者均可参考本病论治。

病因病机

胃痛的发生主要由外感寒邪、饮食所伤、情志不遂、脾胃虚弱等，导致胃气郁滞，胃失和降，不通则痛。胃痛病位在胃，但与肝脾等脏的关系极为密切。肝属木，胃属土，木克土，致使中焦气机不通，发为胃痛；寒邪属阴，其性凝滞收引，寒邪直中，内客于胃发为疼痛；湿热蕴结，胃气痞阻也会导致胃痛；肝气久郁，既可化火伤阴、又可导致瘀血内结；久病失养，寒自内生，发为虚寒性胃痛。

辨证论治

肝胃气滞

辨证要点

胃脘痞胀疼痛或攻窜胁背，遇烦恼则痛作或痛甚，得嗳气、矢气则痛舒，喜长叹息，苔薄白，脉弦。

治则

舒肝解郁，理气止痛。

处方

体穴处方：中脘、内关、足三里、胃俞、太冲。（图 5-12-1~ 图 5-12-5）

中脘：在上腹部，脐中上 4 寸，前正中线上。剑胸结合与脐中连线的中点处。

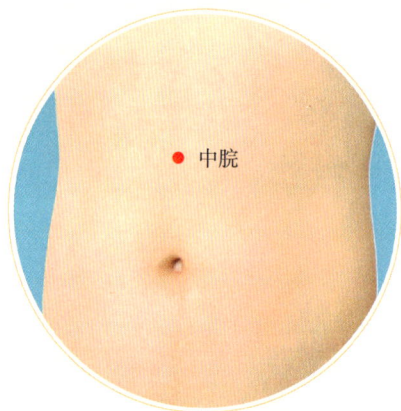

图 5-12-1　中脘体表定位

内关：在前臂前区，腕掌侧远端横纹上 2 寸，掌长肌腱与桡侧腕屈肌腱之间。

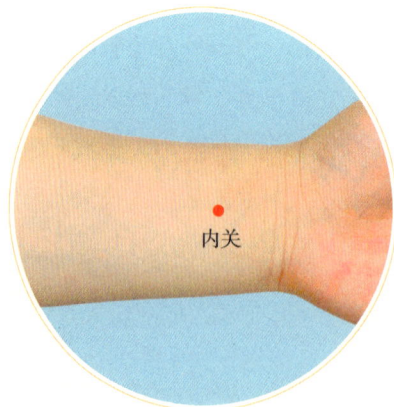

图 5-12-2　内关体表定位

足三里：在小腿外侧，犊鼻下3寸，犊鼻与解溪连线上。

快捷取穴方法：用同侧手张开虎口围住髌骨上外缘，四指直指向下，中指尖的指处。

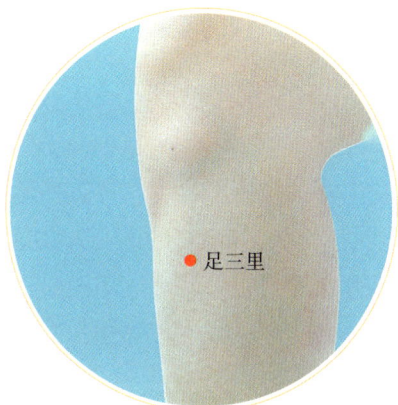

图 5-12-3　足三里体表定位

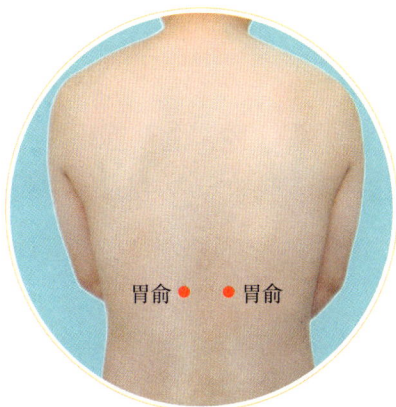

图 5-12-4　胃俞体表定位

胃俞：在脊柱区，第12胸椎棘突下，后正中线旁开1.5寸。与肚脐中相对应处即为第2腰椎，由第2腰椎往上摸2个椎体，即为第12胸椎。

太冲：在足背，第1、2跖骨间，跖骨底结合部前方凹陷中，或触及动脉搏动。

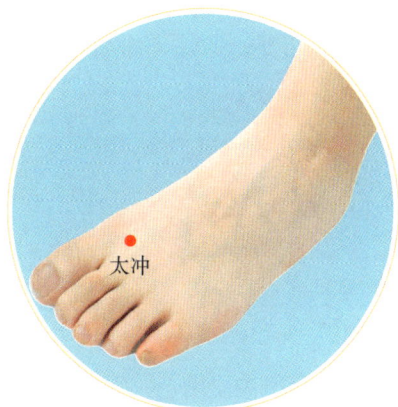

图 5-12-5　太冲体表定位

药物处方：川楝子 10g、延胡索 10g、柴胡 10g、香附 10g、枳壳 10g。

操作

上述药物按照以上比例，研末后密封保存备用。贴敷时取少量药末与姜汁调和，做成 1cm 直径的药丸贴敷在所选穴位上，外用医用橡皮膏固定。每日贴敷 1 次，每次贴敷 2~4 小时，7 天为 1 疗程。

寒邪犯胃

辨证要点

胃脘冷痛暴作，呕吐清水痰涎，畏寒喜暖，口淡不渴，苔白，脉弦紧。

治则

温胃散寒，行气止痛。

处方

体穴处方：中脘、内关、足三里、胃俞。（图 5-12-6~图 5-12-9）

中脘：在上腹部，脐中上 4 寸，前正中线上。剑胸结合与脐中连线的中点处。

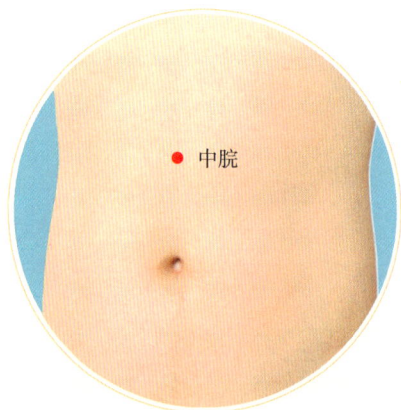

图 5-12-6　中脘体表定位

内关：在前臂前区，腕掌侧远端横纹上 2 寸，掌长肌腱与桡侧腕屈肌腱之间。

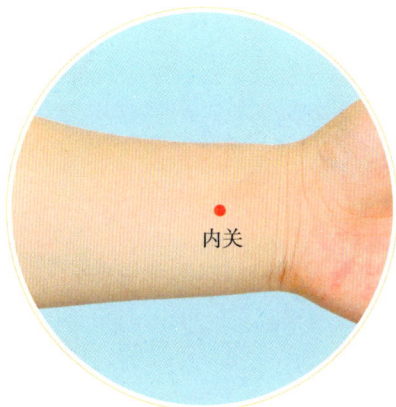

图 5-12-7　内关体表定位

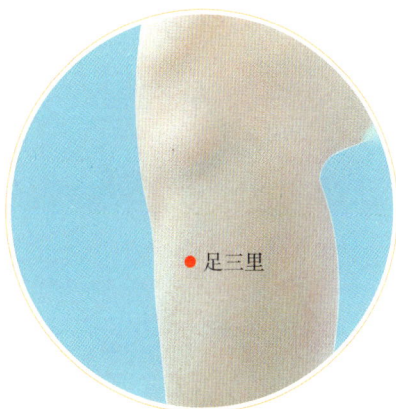

图 5-12-8　足三里体表定位

足三里：在小腿外侧，犊鼻下 3 寸，犊鼻与解溪连线上。

快捷取穴方法：用同侧手张开虎口围住髌骨上外缘，四指直指向下，中指尖的指处。

胃俞：在脊柱区，第 12 胸椎棘突下，后正中线旁开 1.5 寸。与肚脐中相对应处即为第 2 腰椎，由第 2 腰椎往上摸 2 个椎体，即为第 12 胸椎。

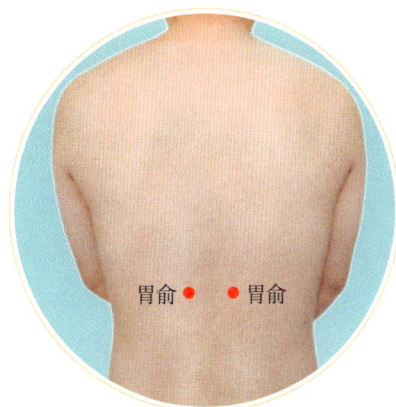

图 5-12-9　胃俞体表定位

药物处方：肉桂 10g、小茴香 10g、吴茱萸 10g、细辛 6g。

⊛ 操作

上述药物按照以上比例，研末后密封保存备用。贴敷时取少量药末与姜汁调和，做成 1cm 直径的药丸贴敷在所选穴位上，外用医用橡皮膏固定。每日贴敷 1 次，每次贴敷 2~4 小时，7 天为 1 疗程。

脾胃虚寒

⊛ 辨证要点

胃痛绵绵，空腹为甚，得食则缓，喜热喜按，泛吐清水，神倦乏力，手足不温，大便多溏。舌质淡，脉沉细。

⊛ 治则

温中健脾，和胃止痛。

⊛ 处方

体穴处方：中脘、内关、足三里、气海、脾俞、胃俞。（图 5-12-10~图 5-12-13）

中脘：在上腹部，脐中上 4 寸，前正中线上。剑胸结合与脐中连线的中点处。

气海：在下腹部，脐中下 1.5 寸，前正中线上。

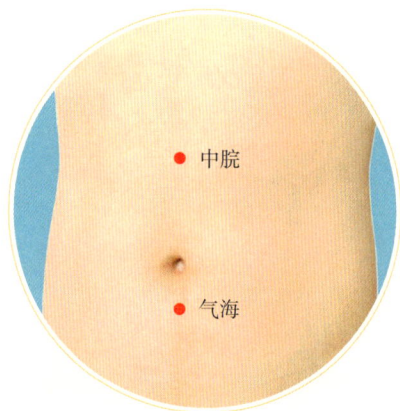

● 中脘

● 气海

图 5-12-10　中脘、气海体表定位

内关：在前臂前区，腕掌侧远端横纹上2寸，掌长肌腱与桡侧腕屈肌腱之间。

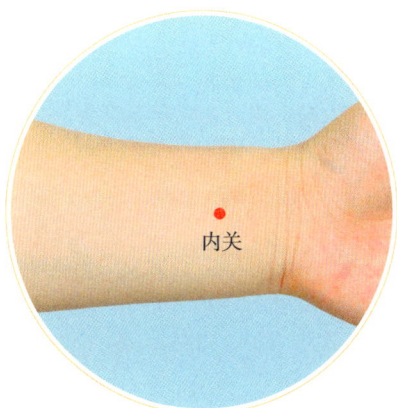

图 5-12-11 　内关体表定位

足三里：在小腿外侧，犊鼻下3寸，犊鼻与解溪连线上。

快捷取穴方法：用同侧手张开虎口围住髌骨上外缘，四指直指向下，中指尖的指处。

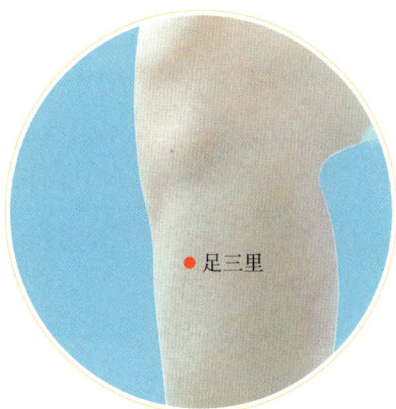

图 5-12-12 　足三里体表定位

脾俞：在脊柱区，第11胸椎棘突下，后正中线旁开1.5寸。与肚脐中相对应处即为第2腰椎，第2腰椎上3个椎体，即为第11胸椎。

胃俞：在脊柱区，第12胸椎棘突下，后正中线旁开1.5寸。与肚脐中相对应处即为第2腰椎，由第2腰椎往上摸2个椎体，即为第12胸椎。

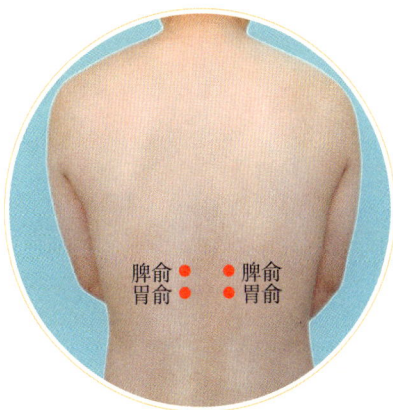

图 5-12-13 　脾俞、胃俞体表定位

药物处方：丁香10g、茴香10g、肉桂10g、桂枝10g、细辛6g。

⊛ 操作

上述药物按照以上比例，研末后密封保存备用。贴敷时取少量药末与姜汁调和，做成 1cm 直径的药丸贴敷在所选穴位上，外用医用橡皮膏固定。每日贴敷 1 次，每次贴敷 4~6 小时，7 天为 1 疗程。

第十三节　胃下垂

概述

胃下垂是由于膈肌悬力不足，支撑内脏器官的韧带松弛，或腹内压降低，腹肌松弛，导致站立时胃大弯抵达盆腔，胃小弯弧线最低点降到髂嵴连线以下，常伴有十二指肠球部位置的改变。胃下垂临床表现为腹胀、胃痛、恶心伴有消瘦、乏力、头晕，其中腹胀以食后加重，平卧减轻，疼痛无规律为特点。

病因病机

中医认为其病因多是由于素体脾胃虚弱，加之饮食不节，起居无常而致。中气不足，气虚下陷为其病变关键，病变脏腑以脾胃为主。

辨证论治

中气不足，脾气下陷

⊛ 辨证要点

素体虚弱，喜温喜按，纳食不香，食欲下降，大便稀薄，面色㿠白、乏力，小便清长，舌胖大、舌质淡、脉细。

治则

补中益气。

处方

体穴处方：中脘、气海、关元、脾俞、足三里。（图5-13-1~图5-13-3）

中脘：在上腹部，脐中上4寸，前正中线上。剑胸结合与脐中连线的中点处。

气海：在下腹部，脐中下1.5寸，前正中线上。

关元：在下腹部，脐中下3寸（4横指），前正中线上。

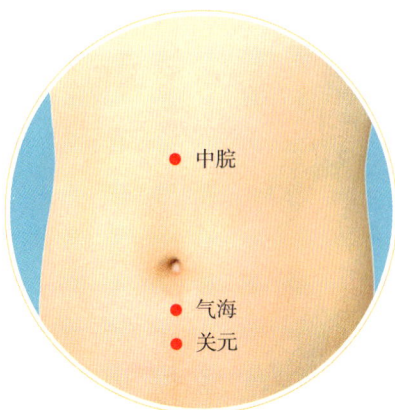

图5-13-1　中脘至关元体表定位

脾俞：在脊柱区，第11胸椎棘突下，后正中线旁开1.5寸。与肚脐中相对应处即为第2腰椎，第2腰椎上3个椎体，即为第11胸椎。

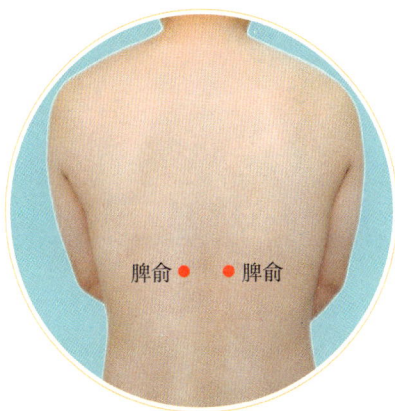

图5-13-2　脾俞体表定位

足三里：在小腿外侧，犊鼻下3寸，犊鼻与解溪连线上。

快捷取穴方法：用同侧手张开虎口围住髌骨上外缘，四指直指向下，中指尖的指处。

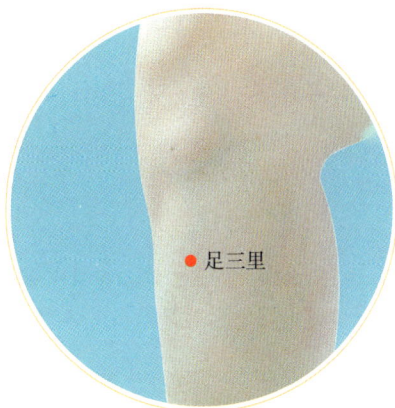

图5-13-3　足三里体表定位

药物处方： 黄芪 30g、柴胡 10g、升麻 15g、肉桂 10g、白术 15g。

操作

上述药物按照以上比例，研末后密封保存备用。贴敷时取少量药末与姜汁调和，做成 1cm 直径的药丸贴敷在所选穴位上，外用医用橡皮膏固定。每日贴敷 1 次，每次贴敷 4~6 小时，7 天为 1 疗程。

饮食积滞，脾失健运

辨证要点

食欲下降，食后腹胀，脘腹痞满，口淡乏味，舌胖大，苔白腻，脉滑而无力。

治则

健脾益气，消食化积。

处方

体穴处方： 中脘、脾俞、胃俞、足三里。（图 5-13-4~ 图 5-13-6）

中脘：在上腹部，脐中上 4 寸，前正中线上。剑胸结合与脐中连线的中点处。

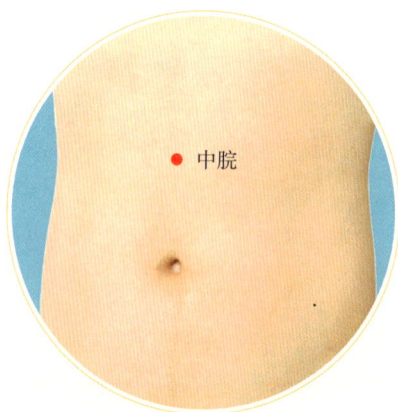

图 5-13-4　中脘体表定位

脾俞：在脊柱区，第11胸椎棘突下，后正中线旁开1.5寸。与肚脐中相对应处即为第2腰椎，第2腰椎上3个椎体，即为第11胸椎。

胃俞：在脊柱区，第12胸椎棘突下，后正中线旁开1.5寸。与肚脐中相对应处即为第2腰椎，由第2腰椎往上摸2个椎体，即为第12胸椎。

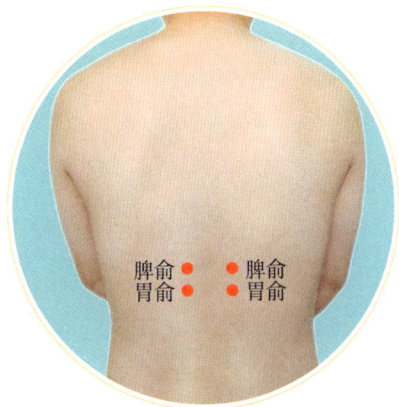

图 5-13-5　脾俞、胃俞体表定位

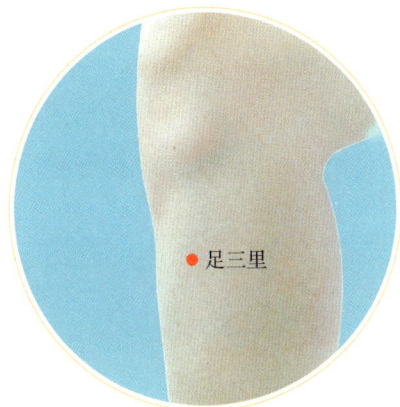

图 5-13-6　足三里体表定位

足三里：在小腿外侧，犊鼻下3寸，犊鼻与解溪连线上。

快捷取穴方法：用同侧手张开虎口围住髌骨上外缘，四指直指向下，中指尖的指处。

药物处方： 焦三仙30g、升麻15g、莱菔子15g、白芥子10g。

🏵 操作

上述药物按照以上比例，研末后密封保存备用。贴敷时取少量药末与姜汁调和，做成1cm直径的药丸贴敷在所选穴位上，外用医用橡皮膏固定。每日贴敷1次，每次贴敷4~6小时，7天为1疗程。

第十四节 消化不良

概述

功能性消化不良是指具有慢性上腹痛、早饱、餐后饱胀、反酸、烧心、嗳气、恶心、呕吐等上腹部不适症状，且通过各种理化检查排除器质性病变的一组临床症候群。根据其临床症状可将其归于中医学"痞满"、"胃脘痛"、"呃逆"、"呕吐"等范畴。

病因病机

本病病位在胃脘，与肝、脾关系密切。多因饮食不节，损伤脾胃，脾胃虚弱，功能失调，又因饮食、寒热失调，疲劳过度，或素体本虚，不良情绪刺激等，导致脾虚不运，胃气壅滞，胃失和降，中焦气机不利，升降失常而发为本病。

辨证论治

肝胃不和

◎ 辨证要点

胃脘满闷不舒，不思饮食，胸膈胀满，心烦易怒，喜长叹息，胸闷，矢气则舒，大便不畅，常因情志因素而加重，苔薄白，脉弦。

◎ 治则

舒肝和胃，理气解郁。

处方

体穴处方：中脘、期门、脾俞、足三里、太冲。（图5-14-1~图5-14-5）

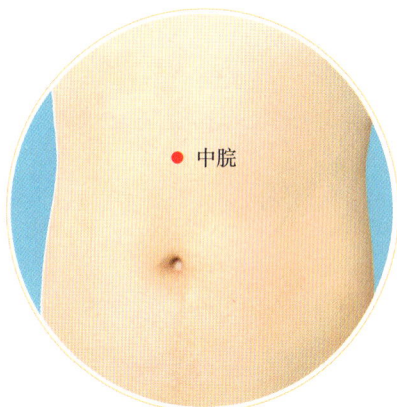

中脘：在上腹部，脐中上4寸，前正中线上。剑胸结合与脐中连线的中点处。

图 5-14-1　中脘体表定位

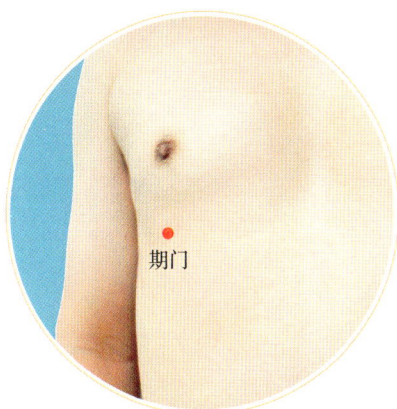

图 5-14-2　期门体表定位

期门：在胸部，第6肋间隙，前正中线旁开4寸。

快捷取穴方法：乳头直下，往下数两根肋骨处。

脾俞：在脊柱区，第11胸椎棘突下，后正中线旁开1.5寸。与肚脐中相对应处即为第2腰椎，第2腰椎上3个椎体，即为第11胸椎。

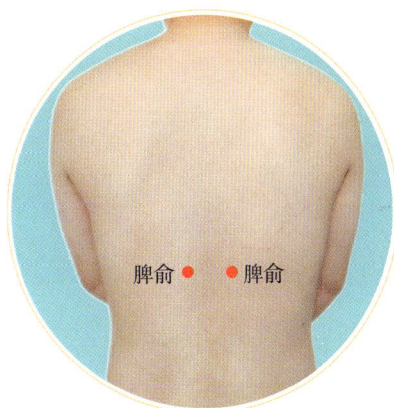

图 5-14-3　脾俞体表定位

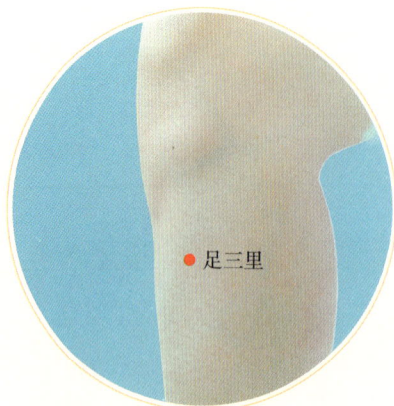

足三里：在小腿外侧，犊鼻下3寸，犊鼻与解溪连线上。

快捷取穴方法：用同侧手张开虎口围住髌骨上外缘，四指直指向下，中指尖的指处。

图 5-14-4 足三里体表定位

太冲：在足背，第1、2跖骨间，跖骨底结合部前方凹陷中，或触及动脉搏动。

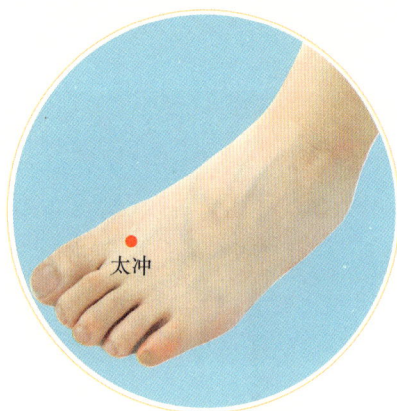

图 5-14-5 太冲体表定位

药物处方： 焦三仙各 10g、厚朴 10g、莱菔子 10g、黄连 6g、吴茱萸 10g。

操作

上述药物按照以上比例，研末后密封保存备用。贴敷时取少量药末与姜汁调和，做成 1cm 直径的药丸贴敷在所选穴位上，外用医用橡皮膏固定。每日贴敷 1 次，每次贴敷 4~6 小时，7 天为 1 疗程。

饮食积滞

辨证要点

脘腹痞闷，食后腹胀，嗳腐吞酸，矢气频作，舌苔厚腻，脉滑。

治则

健脾益气，消食化积。

处方

体穴处方：中脘、脾俞、胃俞、足三里。（图5-14-6~图5-14-8）

中脘：在上腹部，脐中上4寸，前正中线上。剑胸结合与脐中连线的中点处。

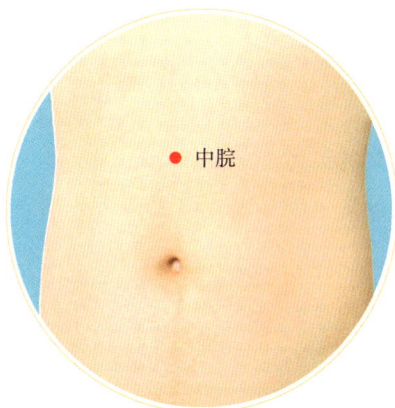

图5-14-6　中脘体表定位

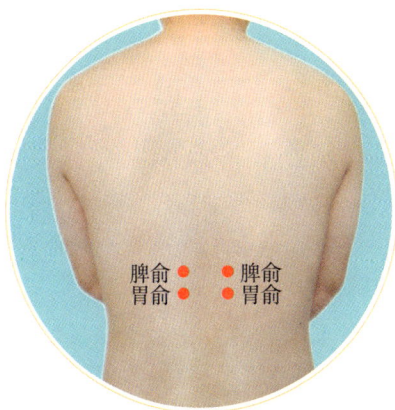

图5-14-7　脾俞、胃俞体表定位

脾俞：在脊柱区，第11胸椎棘突下，后正中线旁开1.5寸。与肚脐中相对应处即为第2腰椎，第2腰椎上3个椎体，即为第11胸椎。

胃俞：在脊柱区，第12胸椎棘突下，后正中线旁开1.5寸。与肚脐中相对应处即为第2腰椎，由第2腰椎往上摸2个椎体，即为第12胸椎。

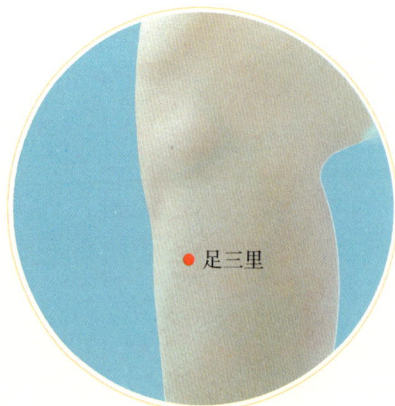

足三里：在小腿外侧，犊鼻下3寸，犊鼻与解溪连线上。

快捷取穴方法：用同侧手张开虎口围住髌骨上外缘，四指直指向下，中指尖的指处。

图 5-14-8　足三里体表定位

药物处方：焦三仙30g、莱菔子15g、大黄、白芥子各10g。

操作

上述药物按照以上比例，研末后密封保存备用。贴敷时取少量药末与姜汁调和，做成1cm直径的药丸贴敷在所选穴位上，外用医用橡皮膏固定。每日贴敷1次，每次贴敷4~6小时，7天为1疗程。

脾胃虚寒

辨证要点

胃脘满闷不适，食少或不思饮食，隐隐作痛，绵绵不休，喜温喜按，神疲乏力，手足不温，大便溏薄，舌淡苔白，脉虚弱。

治则

温中健脾，温胃散寒。

处方

体穴处方：中脘、脾俞、胃俞、关元、足三里。（图 5-14-9~ 图 5-14-11）

中脘：在上腹部，脐中上 4 寸，前正中线上。剑胸结合与脐中连线的中点处。

关元：在下腹部，脐中下 3 寸（4 横指），前正中线上。

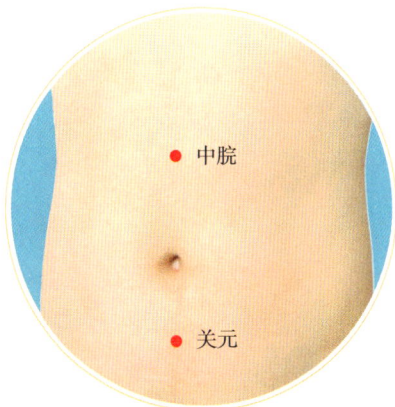

图 5-14-9 中脘、关元体表定位

脾俞：在脊柱区，第 11 胸椎棘突下，后正中线旁开 1.5 寸。与肚脐中相对应处即为第 2 腰椎，第 2 腰椎上 3 个椎体，即为第 11 胸椎。

胃俞：在脊柱区，第 12 胸椎棘突下，后正中线旁开 1.5 寸。与肚脐中相对应处即为第 2 腰椎，由第 2 腰椎往上摸 2 个椎体，即为第 12 胸椎。

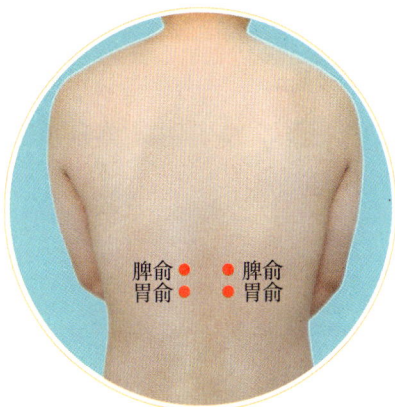

图 5-14-10 脾俞、胃俞体表定位

足三里：在小腿外侧，犊鼻下 3 寸，犊鼻与解溪连线上。

快捷取穴方法：用同侧手张开虎口围住髌骨上外缘，四指直指向下，中指尖的指处。

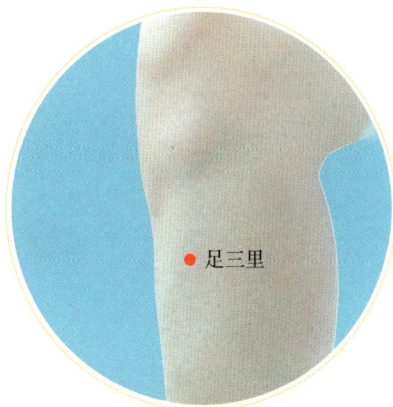

图 5-14-11 足三里体表定位

药物处方: 吴茱萸 10g,附子 10g,肉桂 10g,川椒 10g。

⊛ 操作

上述药物按照以上比例,研末后密封保存备用。贴敷时取少量药末与姜汁调和,做成 1cm 直径的药丸贴敷在所选穴位上,外用医用橡皮膏固定。每日贴敷 1 次,每次贴敷 4~6 小时,7 天为 1 疗程。

第十五节　面瘫

概述

面瘫是以口眼向一侧歪斜为主症的病证,又称口眼㖞斜。本病可发生于任何年龄,无明显季节性,多发病急速,以一侧面部发病多见。本病相当于西医学的周围性面神经麻痹,最常见于贝尔麻痹。

病因病机

中医学认为劳作过度、机体正气不足、脉络空虚、卫外不固,风寒、风热乘虚入中面部经络,致气血瘀阻,经筋功能失调,筋肉失于约束,发为本病。

辨证论治

风寒袭络

⊛ 辨证要点

突然口眼歪斜,面部发紧或疼痛,或见恶寒、头痛,无汗、苔薄白、脉浮紧。

治则

疏风散寒，温经通络。

处方

体穴处方：颊车、风池、翳风、阳白、牵正、合谷（图5-15-1～图5-15-4）

颊车：在面部，下颌角前上方一横指（中指）。

快捷取穴方法：上下牙咬紧时局部有一肌肉隆起处。

牵正：在耳垂前0.5~1寸，咬肌中。

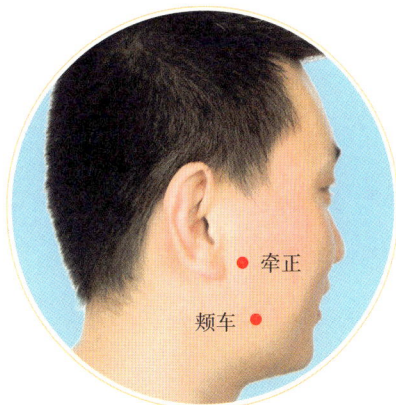

图5-15-1　牵正、颊车体表定位

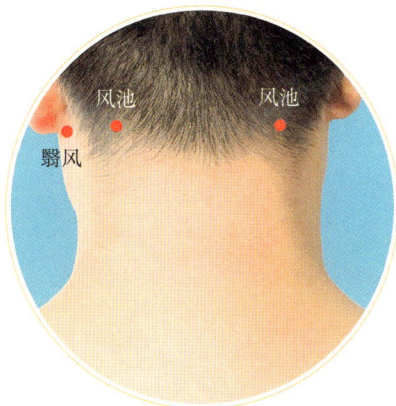

图5-15-2　翳风、风池体表定位

翳风：在颈部，耳垂后方，乳突下端前方凹陷中。

风池：在颈后区，枕骨之下，胸锁乳突肌上端与斜方肌上端之间的凹陷中。

阳白：在头部，眉上1寸，瞳孔直上。

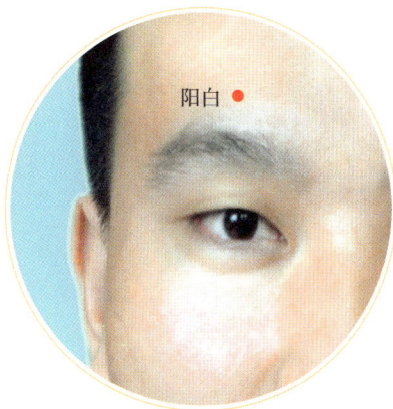

图5-15-3　阳白体表定位

合谷：在手背，第二掌骨桡侧的中点处。

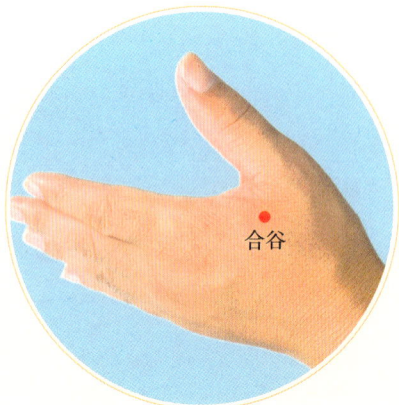

图 5-15-4　合谷体表定位

药物处方：白附子 10g、防风 10g、桂枝 10g、细辛 6g。

操作

上述药物按照以上比例，研末后密封保存备用。贴敷时取少量药末与姜汁调和，做成 1cm 直径的药丸贴敷在所选穴位上，外用医用橡皮膏固定。每日贴敷 1 次，每次贴敷 2~4 小时，7 天为 1 疗程。

瘀血阻络

辨证要点

口眼歪斜，面部疼痛或头痛，舌质紫黯或有瘀斑，脉涩。

治则

活血化瘀，舒筋活络。

处方

体穴处方：颊车、太阳、翳风、阳白、牵正、合谷。（图 5-15-5~ 图 5-15-8 ）

太阳：在头部，眉梢与目外眦之间，向后约一横指的凹陷中。

颊车：在面部，下颌角前上方一横指（中指）。

快捷取穴方法：上下牙咬紧时局部有一肌肉隆起处。

牵正：在耳垂前 0.5~1 寸，咬肌中。

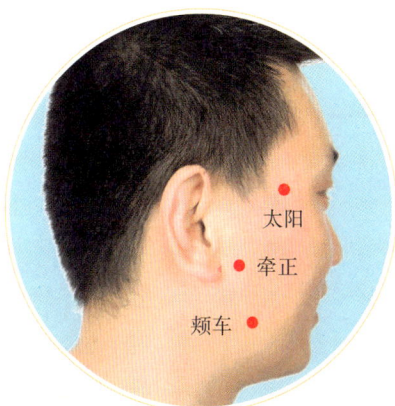

图 5-15-5　太阳至颊车体表定位

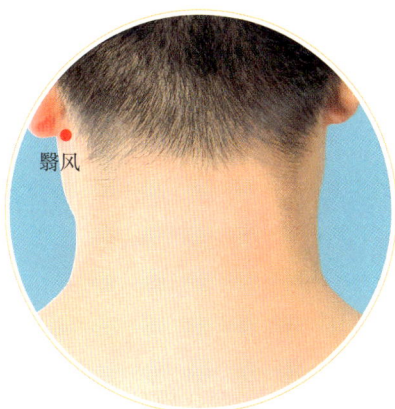

图 5-15-6　翳风体表定位

翳风：在颈部，耳垂后方，乳突下端前方凹陷中。

阳白：在头部，眉上 1 寸，瞳孔直上。

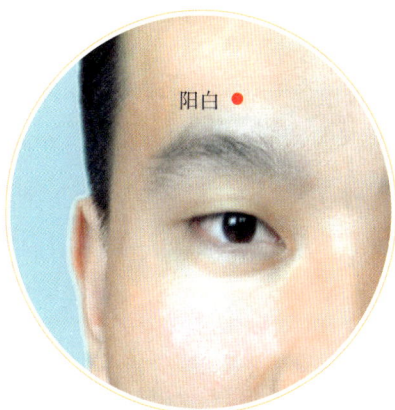

图 5-15-7　阳白体表定位

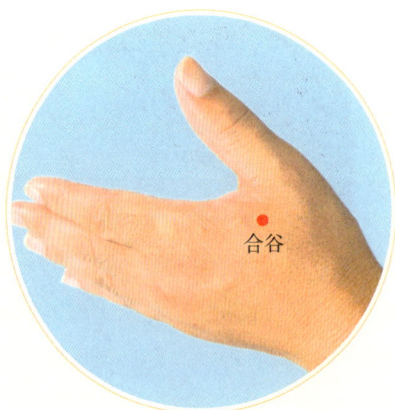

合谷：在手背，第二掌骨桡侧的中点处。

图 5-15-8 合谷体表定位

药物处方：乳香 10g、没药 10g、川芎 10g、白附子 10g、延胡索 10g。

🔆 **操作**

上述药物按照以上比例，研末后密封保存备用。贴敷时取少量药末与姜汁调和，做成 1cm 直径的药丸贴敷在所选穴位上，外用医用橡皮膏固定。每日贴敷 1 次，每次贴敷 2~4 小时，7 天为 1 疗程。

第十六节　面肌痉挛

概述

面肌痉挛指面神经所支配的肌肉呈发作性、无痛性、阵挛性收缩，常起始于眼轮匝肌，随即波及口轮匝肌，通常只限于一侧面部。本病发展缓慢，精神紧张、烦躁、疲劳、失眠等均可使痉挛加重，睡眠时症状可消失。多发于中老年人，尤以女性多见。

病因病机

　　面肌痉挛是人体正气不足，脉络空虚，风邪随寒、夹热、挟痰入中面部经络，气血运行不利，肌肉筋脉失于濡养，发为面肌拘急弛纵。正气虚为其病之本，风、寒、热、痰、湿为病之标。

辨证论治

风寒袭络

◉ 辨证要点

　　多有吹风、受寒史，面肌拘挛、抽搐、跳动，恶风寒，或鼻塞流涕，咳痰稀白，口不渴或渴喜热饮，舌淡，苔薄白，脉浮或浮紧。

◉ 治则

　　祛风散寒，温经通络。

◉ 处方

　　体穴处方：合谷、外关、太阳、曲池、太冲。（图 5-16-1~ 图 5-16-5）

　　合谷：在手背，第二掌骨桡侧的中点处。

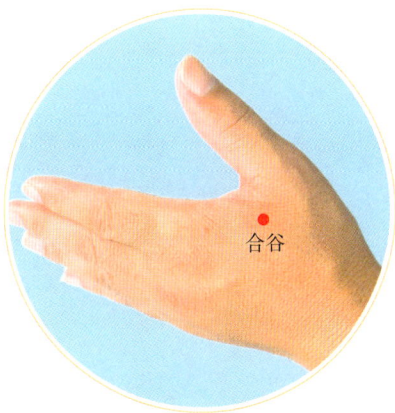

图 5-16-1　合谷体表定位

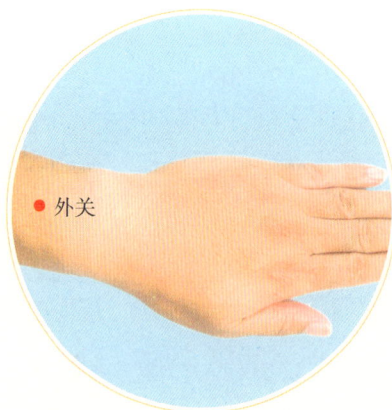

外关：在前臂背侧，腕背横纹上2寸，尺骨与挠骨之间。

图5-16-2　外关体表定位

太阳：在头部，眉梢与目外眦之间，向后约一横指的凹陷中。

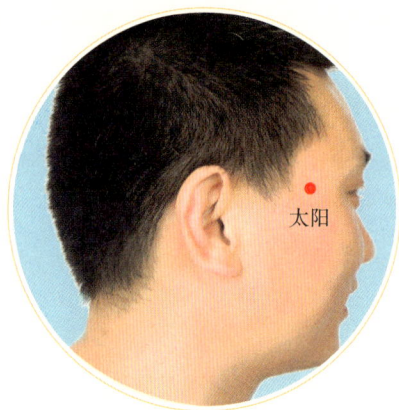

图5-16-3　太阳体表定位

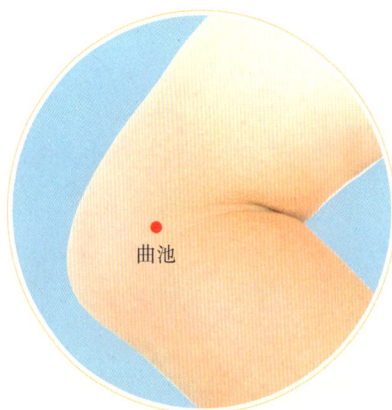

曲池：在肘区，尺泽与肱骨外上髁连线的中点处。

图5-16-4　曲池体表定位

132

太冲：在足背，第1、2跖骨间，跖骨底结合部前方凹陷中，或触及动脉搏动。

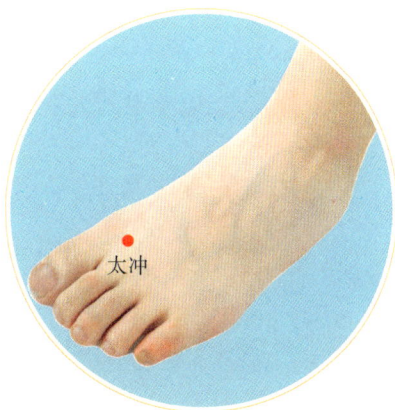

5-16-5　太冲体表定位

药物处方： 白附子 10g、桂枝 10g、防风 10g、麻黄、细辛各 6g。

❋ 操作

上述药物按照以上比例，研末后密封保存备用。贴敷时取少量药末与姜汁调和，做成 1cm 直径的药丸贴敷在所选穴位上，外用医用橡皮膏固定。每日贴敷 1 次，每次贴敷 2~4 小时，7 天为 1 疗程。

风痰阻络

❋ 辨证要点

平素喜食肥甘厚腻，症见面肌拘挛、抽搐、跳动，伴有胸脘痞闷，呕恶痰涎，头痛昏蒙，口渴不欲饮或口不渴，舌淡苔白滑或腻，脉弦滑。

❋ 治则

涤痰祛风通络。

✿ 处方

体穴处方：合谷、翳风、足三里、丰隆、太冲。（图 5-16-6~ 图 5-16-10 ）

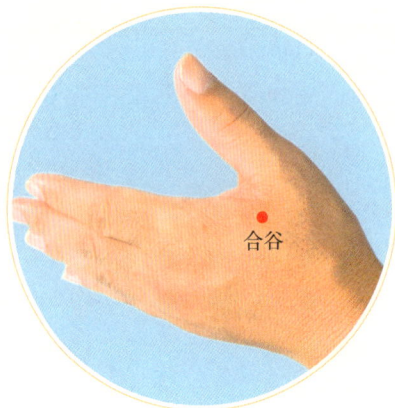

合谷：在手背，第二掌骨桡侧的中点处。

图 5-16-6 合谷体表定位

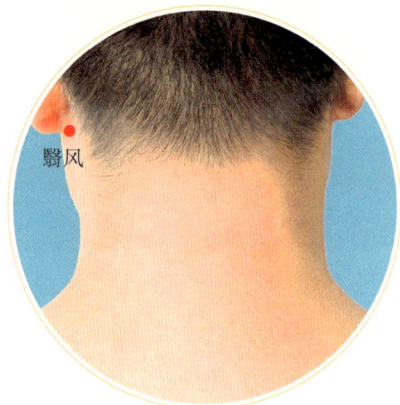

翳风：在颈部，耳垂后方，乳突下端前方凹陷中。

图 5-16-7 翳风体表定位

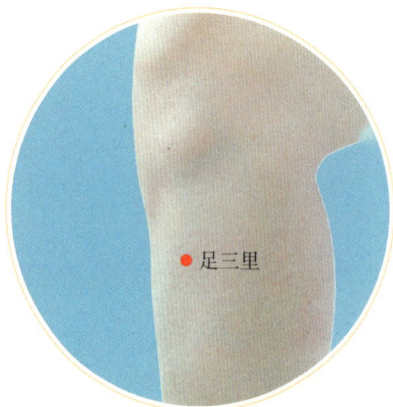

足三里：在小腿外侧，犊鼻下 3 寸，犊鼻与解溪连线上。

快捷取穴方法：用同侧手张开虎口围住髌骨上外缘，四指直指向下，中指尖的指处。

图 5-16-8 足三里体表定位

丰隆：在小腿外侧，外踝尖上8寸，胫骨前肌的外缘。

快捷取穴方法：外膝眼与外踝前缘平外踝尖处连线的中点。

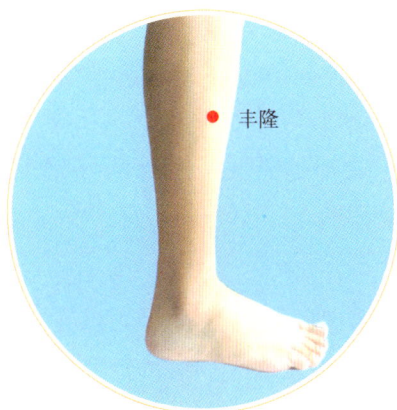

图5-16-9　丰隆体表定位

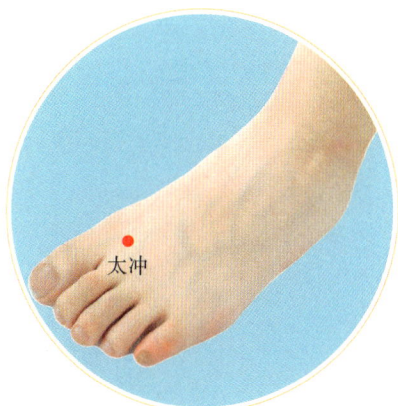

图5-16-10　太冲体表定位

太冲：在足背，第1、2跖骨间，跖骨底结合部前方凹陷中，或触及动脉搏动。

药物处方：白术10g、白附子10g、天麻10g、半夏10g、白芥子6g。

操作

上述药物按照以上比例，研末后密封保存备用。贴敷时取少量药末与姜汁调和，做成1cm直径的药丸贴敷在所选穴位上，外用医用橡皮膏固定。每日贴敷1次，每次贴敷2~4小时，7天为1疗程。

135

血虚风动

辨证要点

面肌抽搐，面色无华，失眠健忘，心悸怔忡，唇甲色淡，舌淡，苔薄，脉细弦。

治则

养血育阴，息风止痉。

处方

体穴处方：合谷、足三里、血海、三阴交、太冲。（图 5-16-11~ 图 5-16-15）

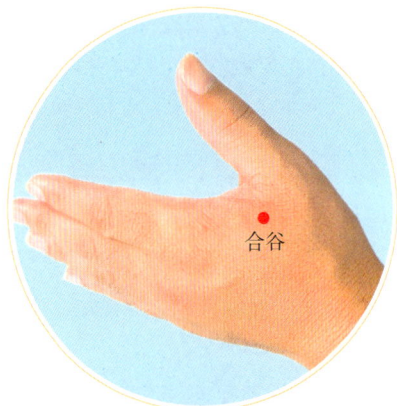

合谷：在手背，第二掌骨桡侧的中点处。

图 5-16-11　合谷体表定位

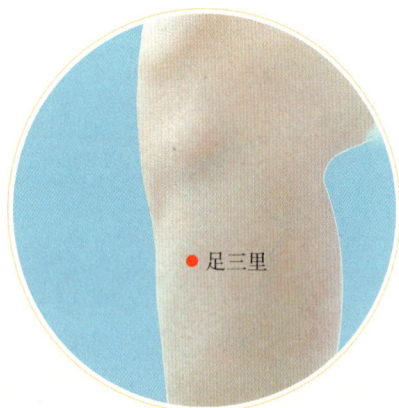

足三里：在小腿外侧，犊鼻下 3 寸，犊鼻与解溪连线上。

快捷取穴方法：用同侧手张开虎口围住髌骨上外缘，四指直指向下，中指尖的指处。

图 5-16-12　足三里体表定位

血海：在股前区，髌底内侧端上2寸，股内侧肌隆起处。

快捷取穴方法：髌骨内上缘上约2横指处鼓起之肌肉的中点。

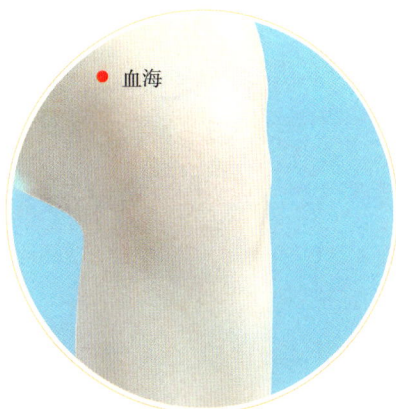

图 5-16-13　血海体表定位

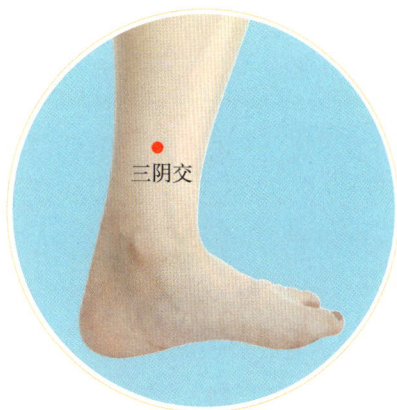

图 5-16-14　三阴交体表定位

三阴交：在小腿内侧，内踝尖上3寸，胫骨内侧缘后际。

太冲：在足背，第1、2跖骨间，跖骨底结合部前方凹陷中，或触及动脉搏动。

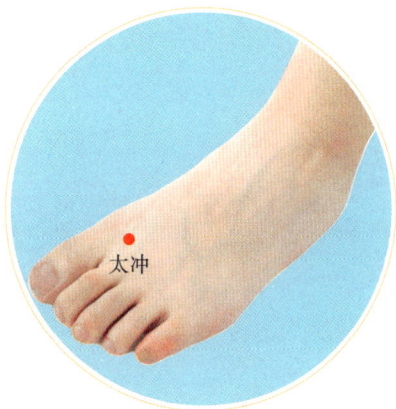

图 5-16-15　太冲体表定位

药物处方：当归10g、白附子10g、鸡血藤15g、黄芪、党参各20g。

⊛ 操作

上述药物按照以上比例，研末后密封保存备用。贴敷时取少量药末与姜汁调和，做成 1cm 直径的药丸贴敷在所选穴位上，外用医用橡皮膏固定。每日贴敷 1 次，每次贴敷 2~4 小时，7 天为 1 疗程。

第十七节　尿失禁

概述

尿失禁是指排尿自控能力丧失，尿液不自主流出，多因膀胱括约肌损伤或神经功能障碍引起。本病属于中医的小便不禁、失溺范畴，属膀胱不约之证。

病因病机

本病多为虚证，病位在膀胱。多因肺、脾、肾、肝脏虚，致肺失治节，脾失统摄，肾失封藏，肝失疏泄，而水道失司，水液无制，三焦失调，使得膀胱不约，小便自遗。常见的分型为肺脾气虚，肝气郁结，肾虚不固，膀胱湿热。

辨证论治

肺脾气虚

⊛ 辨证要点

小便失禁，气短声低，体倦乏力；面色萎黄，食少纳呆，舌淡红，苔薄白，脉虚无力。

⊛ 治则

补益肺脾，升气止遗。

⊛ 处方

穴位处方：肺俞、脾俞、中极、气海、足三里。（图 5-17-1～图 5-17-3）

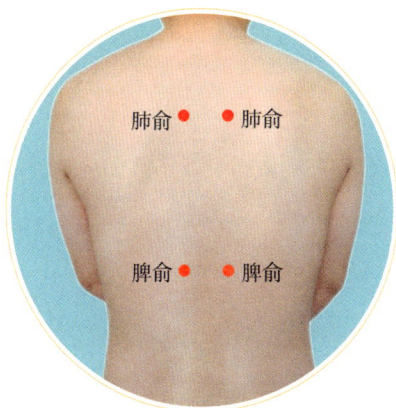

肺俞：在脊柱区，第 3 胸椎棘突下，后正中线旁开 1.5 寸。

脾俞：在脊柱区，第 11 胸椎棘突下，后正中线旁开 1.5 寸。与肚脐中相对应处即为第 2 腰椎，第 2 腰椎上 3 个椎体，即为第 11 胸椎。

图 5-17-1　肺俞、脾俞体表定位

气海：在下腹部，脐中下 1.5 寸，前正中线上。

中极：在下腹部，脐中下 4 寸，前正中线上。

快捷取穴方法：耻骨联合上一横指处。

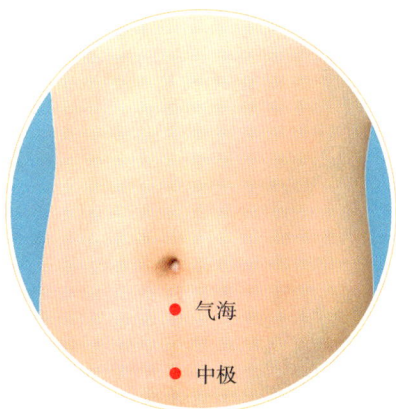

图 5-17-2　气海、中极体表定位

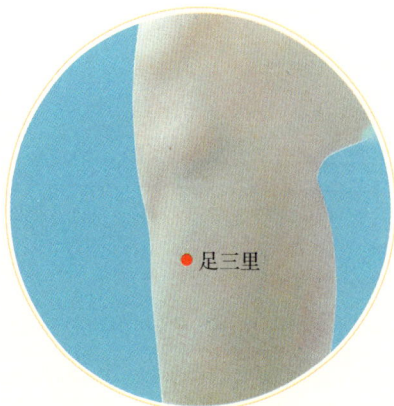

足三里：在小腿外侧，犊鼻下3寸，犊鼻与解溪连线上。

快捷取穴方法：用同侧手张开虎口围住髌骨上外缘，四指直指向下，中指尖的指处。

图 5-17-3　足三里体表定位

药物处方：桑螵蛸 15g、桂枝 10g、党参 20g、白术 15g、黄芪 20g。

◉ 操作

上述药物按照以上比例，研末后密封保存备用。贴敷时取少量药末与姜汁调和，做成1cm直径的药丸贴敷在所选穴位上，外用医用橡皮膏固定。每日贴敷1次，每次贴敷4~6小时，7天为1疗程。

肾虚不固

◉ 辨证要点

小便频数色白，滴沥不尽，咳嗽、大笑时自动溢出，乏力疲劳，腰膝酸软，形寒肢冷，白带无味，舌淡苔白，脉虚。

◉ 治则

温肾培元，益气止遗。

③ 处方

穴位处方：肾俞、命门、中极、关元。（图5-17-4、图5-17-5）

肾俞：在脊柱区，第2腰椎棘突下，后正中线旁开1.5寸。

快捷取穴方法：命门穴旁开各2横指。

命门：在脊柱区，第2腰椎棘突下凹陷中，后正中线上。

快捷取穴方法：肚脐后正中点。

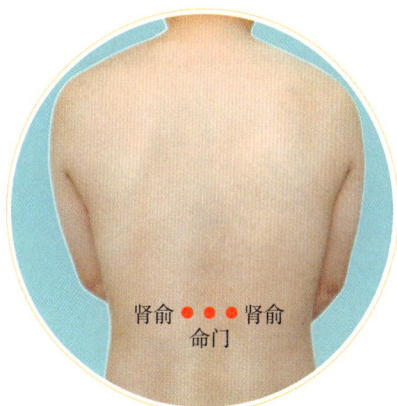

图 5-17-4　肾俞、命门体表定位

关元：在下腹部，脐中下3寸（4横指），前正中线上。

中极：在下腹部，脐中下4寸，前正中线上。

快捷取穴方法：耻骨联合上一横指处。

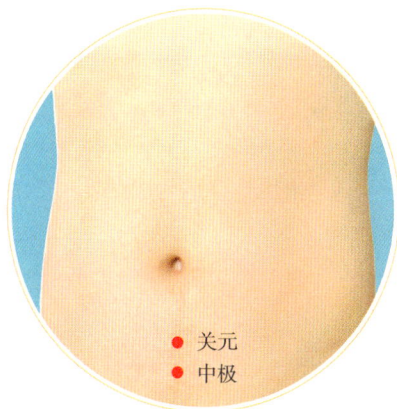

图 5-17-5　关元、中极体表定位

药物处方：桑螵蛸15g、肉桂10g、菟丝子15g、山茱萸10g、附子10g。

④ 操作

上述药物按照以上比例，研末后密封保存备用。贴敷时取少量药末与姜汁调和，做成1cm直径的药丸贴敷在所选穴位上，外用医用橡皮膏固定。每日贴敷1次，每次贴敷4~6小时，7天为1疗程。

膀胱湿热

辨证要点

小便频数色黄，滴沥不尽，肢体困重，尿痛，舌红苔黄，脉滑。

治则

清利湿热止遗。

处方

穴位处方：三焦俞、肾俞、膀胱俞、气海、中极。（图5-17-6~图5-17-8）

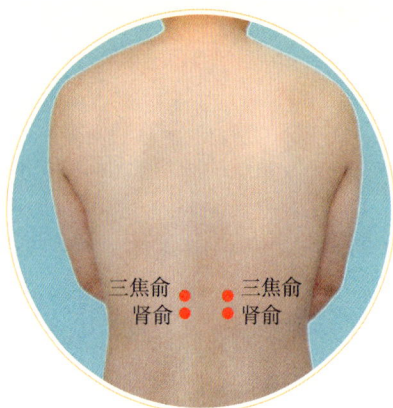

三焦俞： 在脊柱区，第1腰椎棘突下，后正中线旁开1.5寸。

肾俞： 在脊柱区，第2腰椎棘突下，后正中线旁开1.5寸。

快捷取穴方法： 命门穴旁开各2横指。

图 5-17-6 三焦俞、肾俞体表定位

膀胱俞： 在骶区，横平第2骶后孔，骶正中嵴旁开1.5寸。

快捷取穴方法： 髂后上棘内缘下，向后平脊正中线为第二骶后孔，平齐该孔的椎体为第二骶椎。

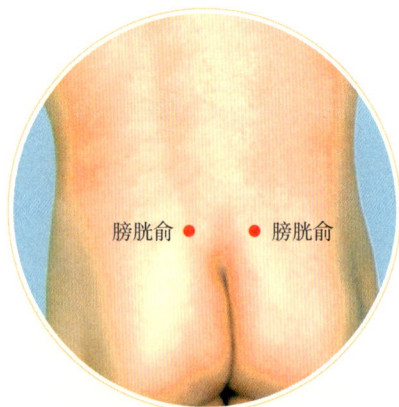

图 5-17-7 膀胱俞体表定位

气海：在下腹部，脐中下 1.5 寸，前正中线上。

中极：在下腹部，脐中下 4 寸，前正中线上。

快捷取穴方法：耻骨联合上一横指处。

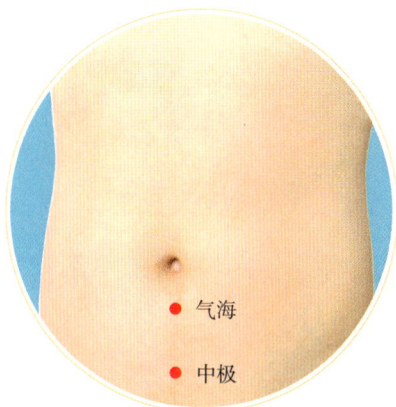

图 5-17-8　气海、中极体表定位

药物处方：木通 10g、车前子 10g、栀子 10g、黄柏 10g、苍术 10g。

操作

上述药物按照以上比例，研末后密封保存备用。贴敷时取少量药末与姜汁调和，做成 1cm 直径的药丸贴敷在所选穴位上，外用医用橡皮膏固定。每日贴敷 1 次，每次贴敷 4~6 小时，7 天为 1 疗程。

第十八节　阳痿

概述

阳痿指阴茎不能勃起，或勃而不坚，影响正常性生活的男性性功能减退症。本病多发生于青壮年男性，在性生活时阴茎不能勃起，或勃而不坚，不能进行正常性生活。常伴有神倦乏力，腰酸膝软，畏寒肢冷，或小便不畅，滴沥不尽等症。

病因病机

本病的发生多因伤于七情，心肝肾受损，宗筋失养；或先天不足，素体阴亏或年老肾衰，命门火衰，作强无能；或嗜食肥甘，烟酒过度，或房事不洁，内生湿热，宗筋受伤。

辨证论治

命门火衰

⊙ 辨证要点

阳痿不举，面色㿠白，头晕目眩，精神萎靡，腰膝酸软，畏寒肢冷，耳鸣。舌淡，苔白，脉沉细。

⊙ 治则

温补命门。

⊙ 处方

穴位处方：肾俞、命门、腰阳关、关元。（图5-18-1、图5-18-2）

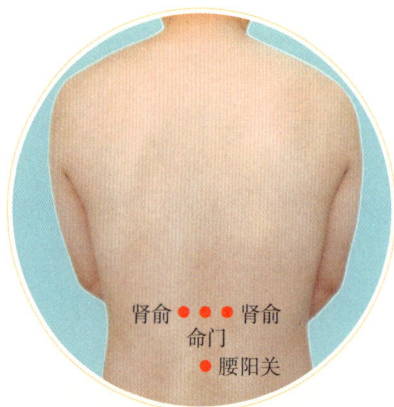

肾俞：在脊柱区，第2腰椎棘突下，后正中线旁开1.5寸。

快捷取穴方法：命门穴旁开各2横指。

命门：在脊柱区，第2腰椎棘突下凹陷中，后正中线上。

快捷取穴方法：肚脐后正中点。

腰阳关：在脊柱区，第4腰椎棘突下凹陷中，后正中线上。

图 5-18-1　肾俞至腰阳关体表定位

关元：在下腹部，脐中下 3 寸（4 横指），前正中线上。

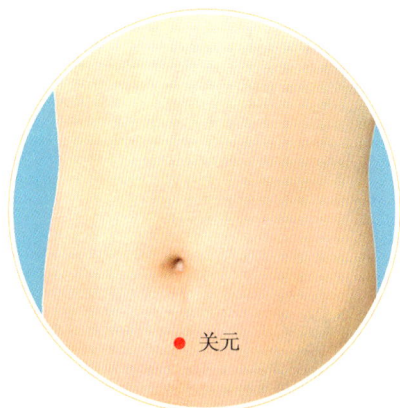

图5-18-2 关元体表定位

药物处方：肉桂 10g、淫羊藿 10g、附子 10g、丁香 10g、白芥子 6g。

◎ 操作

上述药物按照以上比例，研末后密封保存备用。贴敷时取少量药末与姜汁调和，做成 1cm 直径的药丸贴敷在所选穴位上，外用医用橡皮膏固定。每日贴敷 1 次，每次贴敷 2~4 小时，7 天为 1 疗程。

心脾两虚

◎ 辨证要点

阳痿，精神不振，失眠健忘，胆怯多疑，心悸自汗，纳少，面色无华。舌淡，苔薄白，脉细弱。

◎ 治则

补心益脾。

❋ 处方

穴位处方：关元、心俞、脾俞、肾俞。（图 5-18-3、图 5-18-4）

关元：在下腹部，脐中下 3 寸
（4 横指），前正中线上。

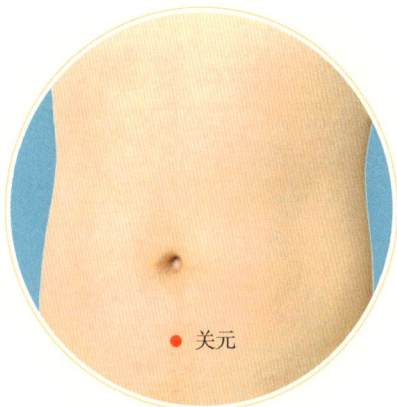

图 5-18-3　关元体表定位

心俞：在脊柱区，第 5 胸椎棘突下，后正中线旁开 1.5 寸。

快捷取穴方法：由平双肩胛骨下角之椎骨（第 7 胸椎）往上推两个椎骨即第 5 胸椎骨。

脾俞：在脊柱区，第 11 胸椎棘突下，后正中线旁开 1.5 寸。与肚脐中相对应处即为第 2 腰椎，第 2 腰椎上 3 个椎体，即为第 11 胸椎。

肾俞：在脊柱区，第 2 腰椎棘突下，后正中线旁开 1.5 寸。

快捷取穴方法：命门穴旁开各 2 横指。

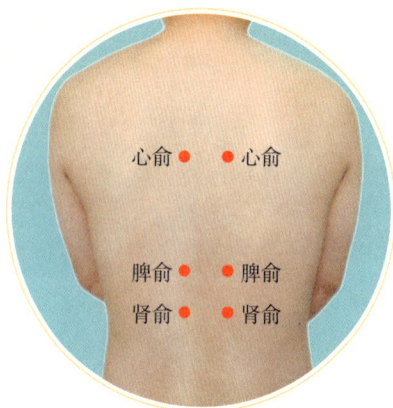

图 5-18-4　心俞至肾俞体表定位

药物处方：附子 10g、桑寄生 20g、牛膝 10g、白术 10g、白芥子 6g。

❋ 操作

上述药物按照以上比例，研末后密封保存备用。贴敷时取少量药末与姜汁调和，做成 1cm 直径的药丸贴敷在所选穴位上，外用医用橡皮膏固定。每日贴敷 1 次，每次贴敷 2~4 小时，7 天为 1 疗程。

湿热下注

辨证要点

阴茎痿软，勃而不坚，阴囊潮湿气臊，下肢酸重，尿黄，解时不畅，余沥不尽。舌红，苔黄腻，脉沉滑数。

治则

清利湿热。

处方

穴位处方：中极、关元、肾俞、阴陵泉、三阴交。（图 5-18-5～图 5-18-8）

关元：在下腹部，脐中下 3 寸（4 横指），前正中线上。

中极：在下腹部，脐中下 4 寸，前正中线上。

快捷取穴方法：耻骨联合上一横指处。

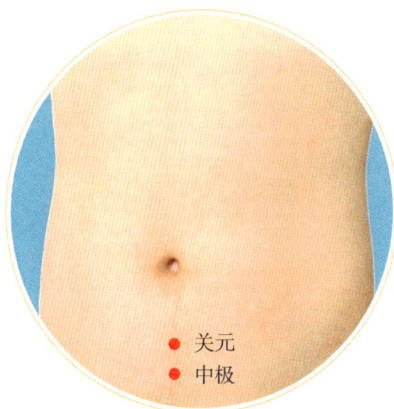

图 5-18-5　关元、中极体表定位

肾俞：在脊柱区，第 2 腰椎棘突下，后正中线旁开 1.5 寸。

快捷取穴方法：命门穴旁开各 2 横指。

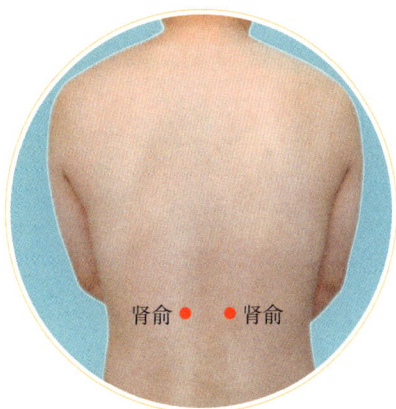

图 5-18-6　肾俞体表定位

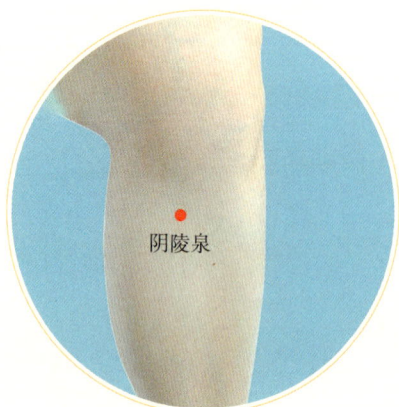

阴陵泉：在小腿内侧，胫骨内侧髁下缘与胫骨内侧缘之间的凹陷中。

图 5-18-7　阴陵泉体表定位

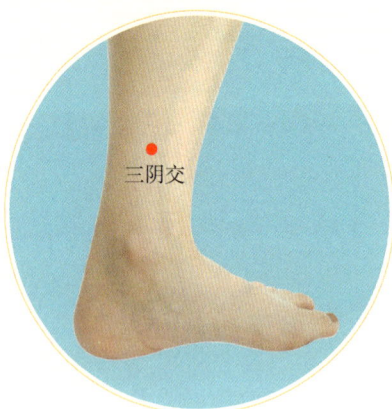

图 5-18-8　三阴交体表定位

三阴交：在小腿内侧，内踝尖上3寸，胫骨内侧缘后际。

快捷取穴方法：在小腿内侧，内踝尖上3寸，胫骨内侧缘后际。

药物处方：黄柏10g、苍术10g、车前子10g。

🔅 操作

上述药物按照以上比例，研末后密封保存备用。贴敷时取少量药末与姜汁调和，做成1cm直径的药丸贴敷在所选穴位上，外用医用橡皮膏固定。每日贴敷1次，每次贴敷2~4小时，7天为1疗程。

第十九节　便秘

概述

便秘是指由于大肠传导功能失常导致的以大便排出困难，排便时间或排便间隔时间延长为临床特征的一种病证。本病主要临床特征为大便排出困难，排便时间或排便间隔时间延长，粪质多干硬，常伴腹胀腹痛，头晕头胀，嗳气食少，心烦失眠等症。

西医学中的功能性便秘即属本病范畴，又称习惯性便秘，是指由于生活规律改变、情绪抑郁、饮食因素、排便习惯不良、药物作用等因素所致的便秘。

病因病机

便秘的病因是多方面的，其中主要的有外感寒热之邪，内伤饮食情志，病后体虚，阴阳气血不足等。本病病位在大肠，并与脾胃肺肝肾密切相关。脾虚传送无力，糟粕内停；胃与肠相连，胃热炽盛，下传大肠，燔灼津液，大肠热盛，燥屎内结；肺与大肠相表里，肺之燥热下移大肠，则大肠传导功能失常；肝主疏泄气机，若肝气郁滞，则气滞不行；肾主五液而司二便，若肾阴不足，则肠道失润，均可导致便秘。

辨证论治

肠道积热

◎ 辨证要点

大便秘结，腹胀腹痛，面红身热，口干口臭，心烦不安，小便短赤，舌红苔黄燥，脉滑数。

149

治则

泻热导滞，润肠通便。

处方

体穴处方：神阙、天枢、上巨虚、大肠俞。（图5-19-1～图5-19-3）

神阙：在脐区，脐中央。

天枢：在腹部，横平脐中，前正中线旁开2寸。

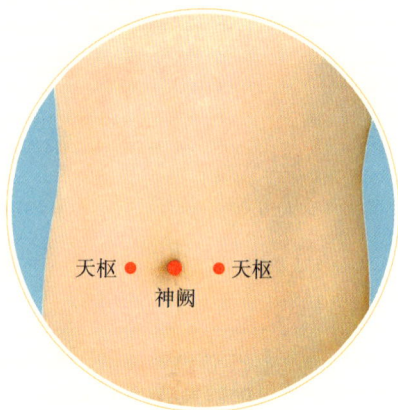

图5-19-1　神阙、天枢体表定位

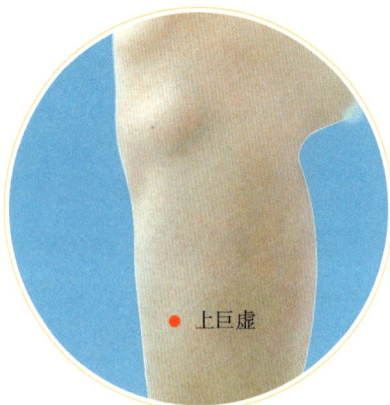

图5-19-2　上巨虚体表定位

上巨虚：在小腿外侧，犊鼻下6寸，犊鼻与解溪连线上。

快捷取穴方法：犊鼻下直量二次4横指。

大肠俞：在脊柱区，第4腰椎棘突下，后正中线旁开1.5寸。

快捷取穴方法：髂嵴最高点平脊柱为第4腰椎棘突。

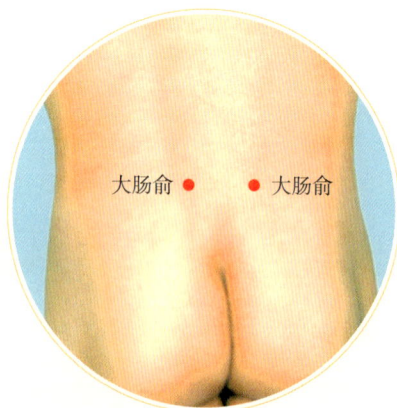

图5-19-3　大肠俞体表定位

药物处方： 大黄 10g、麻子仁 10g、枳实 10g、冰片 3g。

操作

　　上述药物按照以上比例，研末后密封保存备用。贴敷时取少量药末与蜂蜜调和，做成 1cm 直径的药丸贴敷在所选穴位上，外用医用橡皮膏固定。每日贴敷 1 次，每次贴敷 2~4 小时，7 天为 1 疗程。

气机郁滞

辨证要点

　　大便不畅，或不甚干结，欲便不得出，或便而不畅，肠鸣矢气，腹中胀痛，胸胁满闷，嗳气频作，饮食减少，舌苔薄腻，脉弦。

治则

　　顺气导滞，润肠通便。

处方

　　体穴处方： 支沟、神阙、天枢、上巨虚。（图 5-19-4~图 5-19-6）

　　支沟：在前臂后区，腕背侧远端横纹上 3 寸，尺骨与桡骨间隙中点。

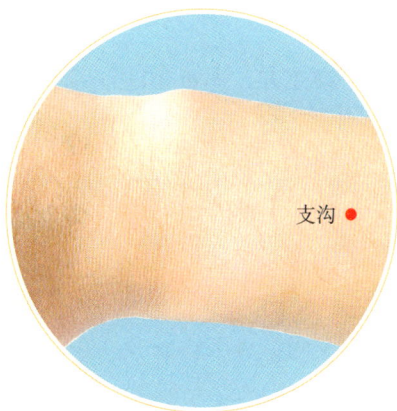

支沟

图 5-19-4　支沟体表定位

神阙：在脐区，脐中央。

天枢：在腹部，横平脐中，前正中线旁开 2 寸。

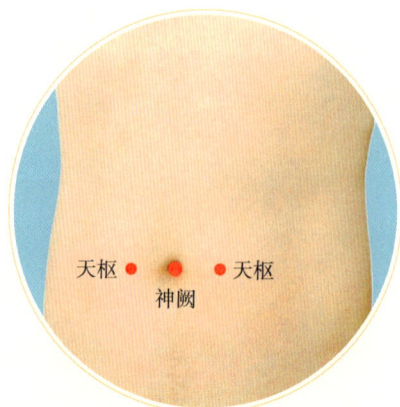

图 5-19-5　神阙、天枢体表定位

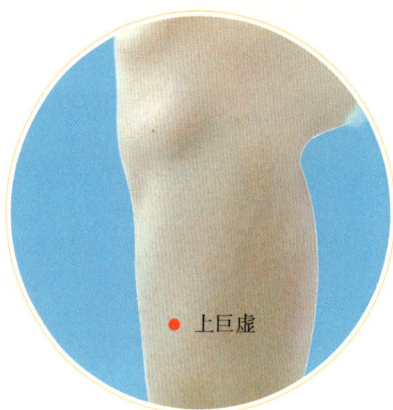

图 5-19-6　上巨虚体表定位

上巨虚：在小腿外侧，犊鼻下 6 寸，犊鼻与解溪连线上。

快捷取穴方法：犊鼻下直量二次 4 横指。

药物处方：大黄 10g、香附 10g、川芎 10g、冰片 3g。

操作

上述药物按照以上比例，研末后密封保存备用。贴敷时取少量药末与蜂蜜调和，做成 1cm 直径的药丸贴敷在所选穴位上，外用医用橡皮膏固定。每日贴敷 1 次，每次贴敷 2~4 小时，7 天为 1 疗程。

气血亏虚

辨证要点

粪质并不干硬，也有便意，但临厕排便困难，需努挣方出，挣则汗出短气，便后乏力，口唇色淡，面白神疲，肢倦懒言，舌淡苔白，脉弱。

治则

补气润肠，健脾升阳。

处方

体穴处方：神阙、天枢、气海、上巨虚、足三里、大肠俞。（图 5-19-7~图 5-19-10）

神阙：在脐区，脐中央。

天枢：在腹部，横平脐中，前正中线旁开 2 寸。

气海：在下腹部，脐中下 1.5 寸，前正中线上。

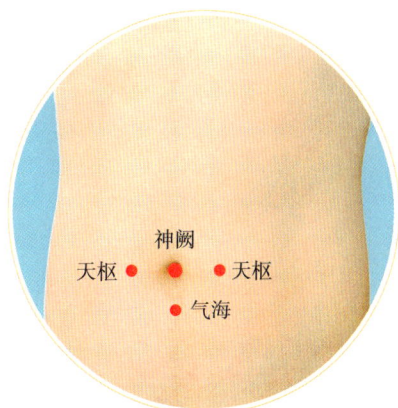

图 5-19-7 神阙至气海体表定位

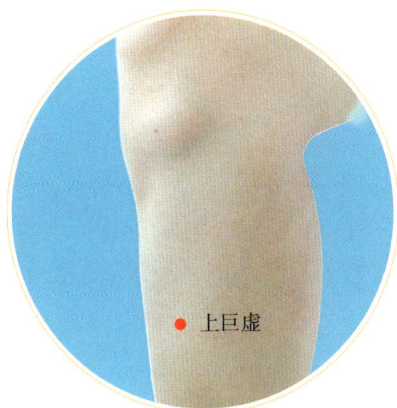

图 5-19-8 上巨虚体表定位

上巨虚：在小腿外侧，犊鼻下 6 寸，犊鼻与解溪连线上。

快捷取穴方法：犊鼻下直量二次 4 横指。

足三里：在小腿外侧，犊鼻下 3 寸，犊鼻与解溪连线上。

快捷取穴方法：用同侧手张开虎口围住髌骨上外缘，四指直指向下，中指尖的指处。

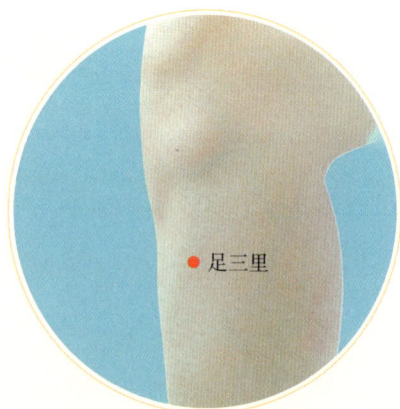

图 5-19-9　足三里体表定位

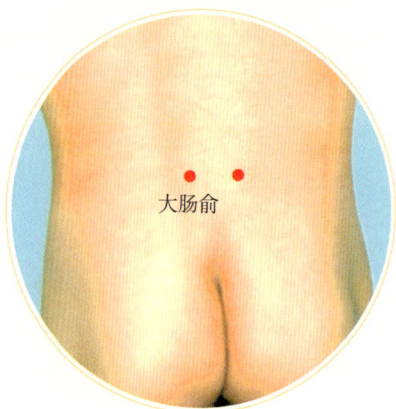

图 7-19-10　大肠俞体表定位

大肠俞：在脊柱区，第 4 腰椎棘突下，后正中线旁开 1.5 寸。

快捷取穴方法：髂嵴最高点平脊柱为第 4 腰椎棘突。

药物处方：大黄 10g、黄芪 20g、党参 20g。

操作

上述药物按照以上比例，研末后密封保存备用。贴敷时取少量药末与蜂蜜调和，做成 1cm 直径的药丸贴敷在所选穴位上，外用医用橡皮膏固定。每日贴敷 1 次，每次贴敷 4~6 小时，7 天为 1 疗程。

第六章　骨科疾病

第一节　颈椎病

概述

颈椎病主要是由于颈椎间盘变性或突出，椎间隙变窄、椎体边缘骨质增生，从而刺激、压迫或影响其血运使颈部脊神经根、脊髓、椎动脉等发生功能或结构上的损害，而出现颈肩臂等部位疼痛及头晕为主要症状的疾病。

病因病机

颈椎病多因长期伏案，低头屈颈，姿势不良，或感受风寒之外邪，或扭挫损伤，或肝肾不足，导致颈部气血运行不畅，筋骨失养，不通则痛，久之成痹。气血阻滞，不能上荣于脑，故出现头痛、眩晕、恶心、呕吐等症状。

辨证论治

风寒痹阻

○ 辨证要点

颈、肩、上肢串痛麻木，以痛为主，头有沉重感，颈部僵硬，活动不利，恶寒畏风，舌淡红，苔薄白，脉弦紧。

治则

祛风散寒，祛湿通络。

处方

体穴处方：颈夹脊（3~5）、风池、大椎、肩井、外关。（图 6-1-1~ 图 6-1-3 ）

风池：在颈后区，枕骨之下，胸锁乳突肌上端与斜方肌上端之间的凹陷中。

颈夹脊：在脊柱区，第 3 颈椎至第 5 颈椎棘突下两侧，后正中线旁开 0.5 寸。

大椎：在脊柱区，第 7 颈椎棘突下凹陷中，后正中线上。

快捷取穴方法：坐位低头，项后脊柱最上方突起下缘凹陷处。

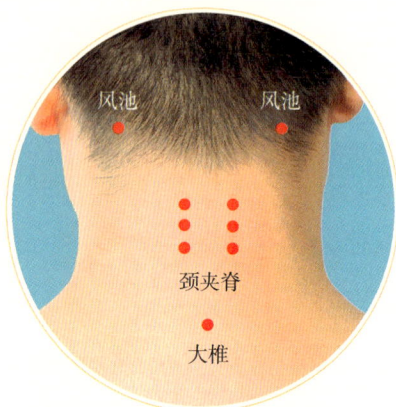

图 6-1-1　风池至大椎体表定位

肩井：在肩胛区，第 7 颈椎棘突与肩峰最外侧点连线的中点。

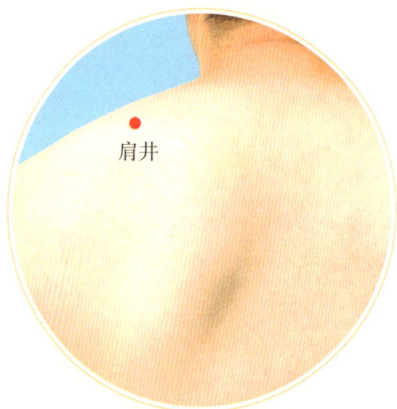

图 6-1-2　肩井体表定位

外关：在前臂背侧，腕背横纹上 2 寸，尺骨与桡骨之间。

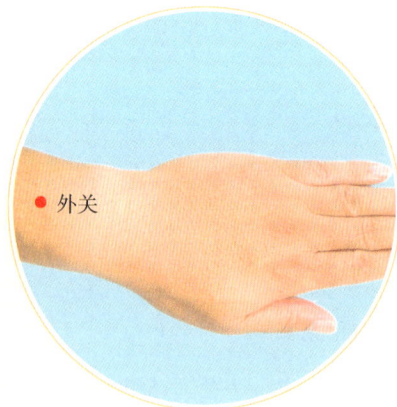

图 6-1-3　外关体表定位

药物处方：防风、延胡索、桂枝、葛根各 15g，白芥子 10g，细辛 6g。

⊙ **操作**

　　上述药物按照以上比例，研末后密封保存备用。贴敷时取少量药末与姜汁调和，做成 1cm 直径的药丸贴敷在所选穴位上，外用医用橡皮膏固定。每日贴敷 1 次，每次贴敷 2~4 小时，7 天为 1 疗程。

瘀血阻络

⊙ **辨证要点**

　　颈肩部、上肢刺痛，痛处固定，舌质暗红，苔薄，脉涩。

⊙ **治则**

　　行气活血，通络止痛。

⊙ **处方**

　　体穴处方：颈夹脊（3~5）、风池、大椎、肩井、阿是穴。（图 6-1-4、图 6-1-5）

　　风池：在颈后区，枕骨之下，胸锁乳突肌上端与斜方肌上端之间的凹陷中。

　　颈夹脊：在脊柱区，第 3 颈椎至第 5 颈椎棘突下两侧，后正中线旁开 0.5 寸。

　　大椎：在脊柱区，第 7 颈椎棘突下凹陷中，后正中线上。

　　快捷取穴方法：坐位低头，项后脊柱最上方突起下缘凹陷处。

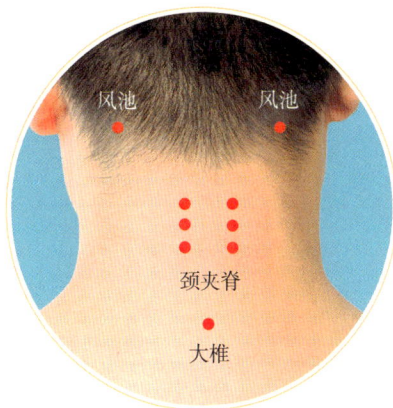

图 6-1-4　风池至大椎体表定位

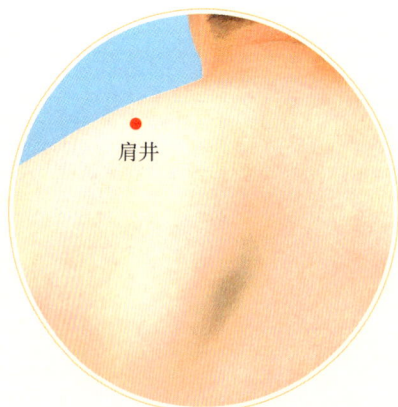

肩井：在肩胛区，第7颈椎棘突与肩峰最外侧点连线的中点。

图 6-1-5　肩井体表定位

阿是穴：在颈部压痛点。

药物处方： 乳香、没药、延胡索、透骨草、川芎各 15 克。

操作

上述药物按照以上比例，研末后密封保存备用。贴敷时取少量药末与姜汁调和，做成 1cm 直径的药丸贴敷在所选穴位上，外用医用橡皮膏固定。每日贴敷 1 次，每次贴敷 2~4 小时，7 天为 1 疗程。

痰湿阻络

辨证要点

头晕目眩，头重如裹，纳呆，舌暗红，苔厚腻，脉弦滑。

治则

祛湿化痰，通络止痛。

处方

体穴处方：颈夹脊（3~5）、大椎、丰隆、足三里。（图6-1-6~图6-1-8）

颈夹脊：在脊柱区，第3颈椎至第5颈椎棘突下两侧，后正中线旁开0.5寸。

大椎：在脊柱区，第7颈椎棘突下凹陷中，后正中线上。

快捷取穴方法：坐位低头，项后脊柱最上方突起下缘凹陷处。

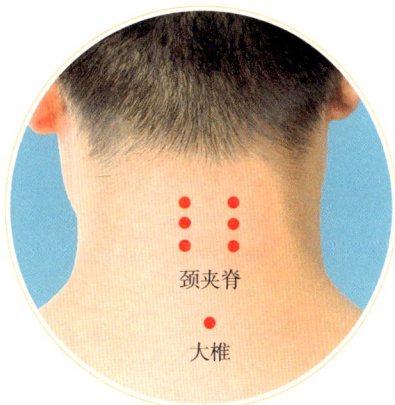

图6-1-6　颈夹脊（3~5）、大椎体表定位

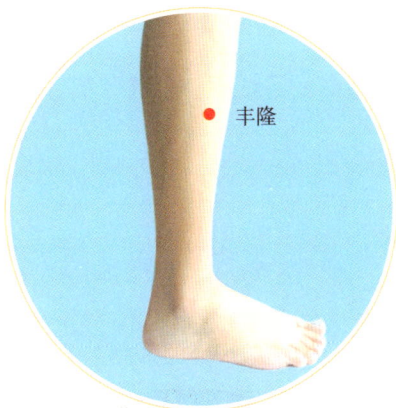

图6-1-7　丰隆体表定位

丰隆：在小腿外侧，外踝尖上8寸，胫骨前肌的外缘。

快捷取穴方法：外膝眼与外踝前缘平外踝尖处连线的中点。

足三里：在小腿外侧，犊鼻下3寸，犊鼻与解溪连线上。

快捷取穴方法：用同侧手张开虎口围住髌骨上外缘，四指直指向下，中指尖的指处。

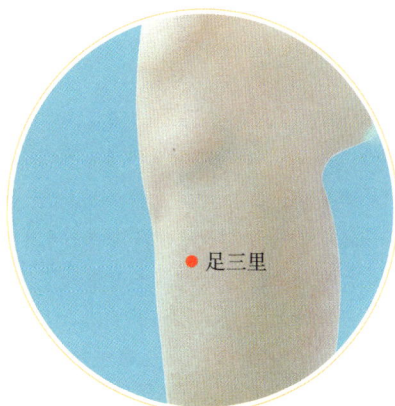

图6-1-8　足三里体表定位

药物处方： 半夏、白术、茯苓、胆南星、延胡索、白芥子各 10 克。

⊙ 操作

上述药物按照以上比例，研末后密封保存备用。贴敷时取少量药末与姜汁调和，做成 1cm 直径的药丸贴敷在所选穴位上，外用医用橡皮膏固定。每日贴敷 1 次，每次贴敷 2~4 小时，7 天为 1 疗程。

肝肾亏虚

⊙ 辨证要点

眩晕头痛，耳鸣耳聋，失眠多梦，腰腿酸痛。舌红少苔，脉弦细。

⊙ 治则

补益肝肾，通络止痛。

⊙ 处方

体穴处方： 颈夹脊（3~5）、大椎、肾俞、三阴交。（图 6-1-9~ 图 6-1-11）

颈夹脊：在脊柱区，第 3 颈椎至第 5 颈椎棘突下两侧，后正中线旁开 0.5 寸。

大椎：在脊柱区，第 7 颈椎棘突下凹陷中，后正中线上。

快捷取穴方法：坐位低头，项后脊柱最上方突起下缘凹陷处。

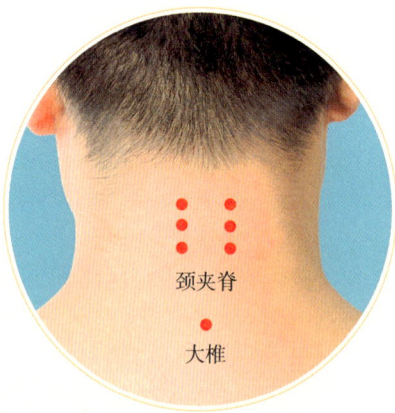

图 6-1-9 颈夹脊（3~5）、大椎体表定位

肾俞：在脊柱区，第 2 腰椎棘突下，后正中线旁开 1.5 寸。

快捷取穴方法：命门穴旁开各 2 横指。

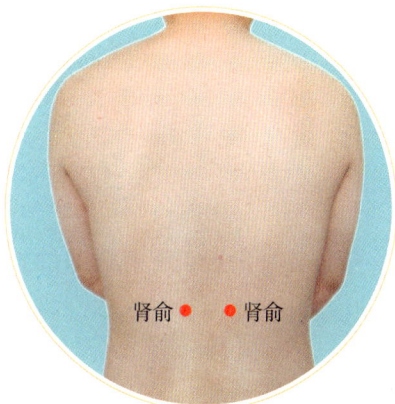

图 6-1-10　肾俞体表定位

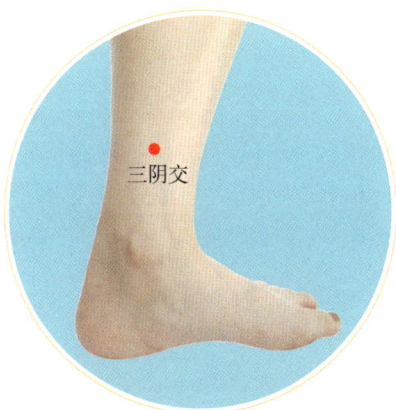

图 6-1-11　三阴交体表定位

三阴交：在小腿内侧，内踝尖上 3 寸，胫骨内侧缘后际。

快捷取穴方法：在小腿内侧，内踝尖上 3 寸，胫骨内侧缘后际。

药物处方：牛膝、独活、桑寄生、桂枝、吴茱萸各 10 克。

操作

上述药物按照以上比例，研末后密封保存备用。贴敷时取少量药末与姜汁调和，做成 1cm 直径的药丸贴敷在所选穴位上，外用医用橡皮膏固定。每日贴敷 1 次，每次贴敷 2~4 小时，7 天为 1 疗程。

第二节　落枕

概述

落枕，是由于睡眠时颈部位置不当，或因负重颈部扭转，或风寒侵袭项背，局部脉络受损，经气不调所致的疾病，以单纯性颈项强痛、活动受限为临床表现。

病因病机

落枕病因主要有两个方面：一方面是肌肉扭伤，头颈长时间处于过度偏转的位置；或因头颈处于过伸或过屈状态，均可引起颈部一侧肌肉紧张，使颈椎小关节扭错，时间较长即可发生静力性损伤，使伤处肌筋强硬不和，气血运行不畅，局部疼痛不适，动作明显受限等。另一方面是感受风寒，使颈背部气血凝滞，筋络痹阻，以致僵硬疼痛，动作不利。

辨证论治

风寒外袭

辨证要点

夜间感受风寒，晨起颈项疼痛，活动不利，活动时患侧疼痛加重，头部歪向病侧，可兼有恶风、头痛等表证，舌淡，苔薄白，脉弦紧。

治则

祛风散寒，舒筋活络。

✿ 处方

体穴处方：大椎、风池、肩井、阿是穴。（图6-2-1、图6-2-2）

风池：在颈后区，枕骨之下，胸锁乳突肌上端与斜方肌上端之间的凹陷中。

大椎：在脊柱区，第7颈椎棘突下凹陷中，后正中线上。

快捷取穴方法：坐位低头，项后脊柱最上方突起下缘凹陷处。

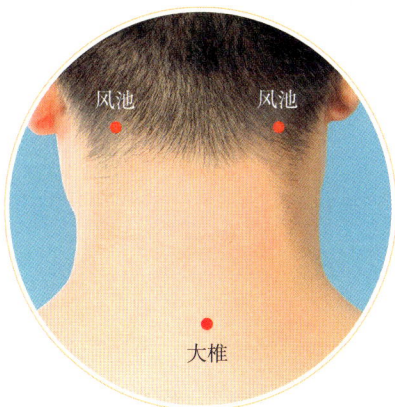

图 6-2-1　风池、大椎体表定位

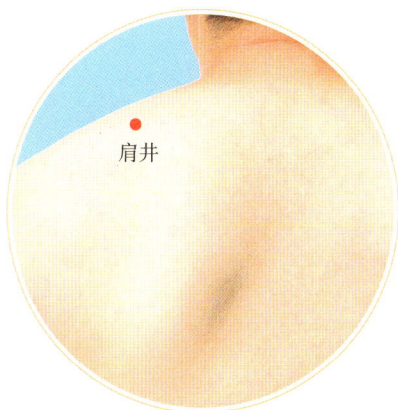

肩井：在肩胛区，第7颈椎棘突与肩峰最外侧点连线的中点。

图 6-2-2　肩井体表定位

阿是穴：斜方肌上的压痛点。

药物处方：羌活、延胡索、桂枝、姜黄、葛根各15g、细辛6g。

✿ 操作

上述药物按照以上比例，研末后密封保存备用。贴敷时取少量药末与姜汁调和，做成1cm直径的药丸贴敷在所选穴位上，外用医用橡皮膏固定。每日贴敷1次，每次贴敷2~4小时。

瘀血阻络

辨证要点

晨起颈项疼痛，活动不利，活动时患侧疼痛加重，头部歪向病侧，局部有明显压痛点，僵硬或"条索感"，舌紫黯，苔薄白，脉弦紧。

治则

活血化瘀，舒筋止痛。

处方

体穴处方：大椎、风池、肩井、阿是穴。（图6-2-3、图6-2-4）

风池：在颈后区，枕骨之下，胸锁乳突肌上端与斜方肌上端之间的凹陷中。

大椎：在脊柱区，第7颈椎棘突下凹陷中，后正中线上。

快捷取穴方法：坐位低头，项后脊柱最上方突起下缘凹陷处。

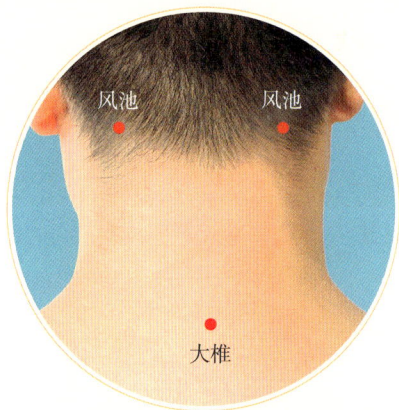

图 6-2-3　风池、大椎体表定位

肩井：在肩胛区，第7颈椎棘突与肩峰最外侧点连线的中点。

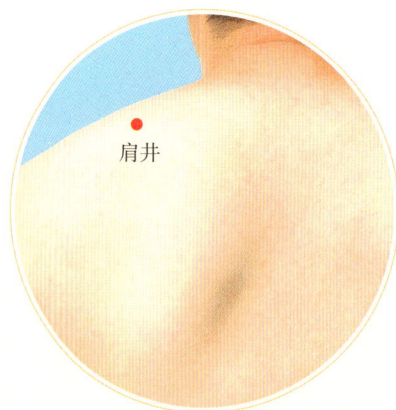

图 6-2-4　肩井体表定位

阿是穴：斜方肌上的压痛点。

药物处方：乳香、没药、延胡索、桂枝、川芎各 10g，细辛 6g。

操作

上述药物按照以上比例，研末后密封保存备用。贴敷时取少量药末与姜汁调和，做成 1cm 直径的药丸贴敷在所选穴位上，外用医用橡皮膏固定。每日贴敷 1 次，每次贴敷 2~4 小时。

第三节　腰痛

概述

腰痛是指因外感、内伤或挫闪导致腰部气血运行不畅，或失于濡养，引起腰脊部一侧或两侧疼痛为主要症状的一种病证。

西医学中腰椎间盘突出症等腰椎疾患、腰肌劳损等疾病可参考本篇辨证论治。

病因病机

腰痛病因分为外感、内伤与跌仆闪挫，基本病机为经脉痹阻，腰府失养。外感寒湿之邪，侵袭肌肤筋骨，阻遏卫阳，闭阻气血；肾精亏虚，腰府失于温煦濡养；或跌仆闪挫，以致气滞血瘀，不通而痛，故发为腰痛。

辨证论治

寒湿闭阻

辨证要点

腰痛；遇寒则甚，转侧不利，寒湿及阴雨天气加重，拘急不舒，舌淡红，苔白，脉沉缓。

治则

祛风散寒，祛湿通络。

处方

体穴处方：肾俞、大肠俞、腰阳关、委中。（图6-3-1~图6-3-3）

肾俞：在脊柱区，第2腰椎棘突下，后正中线旁开1.5寸。

快捷取穴方法：命门穴旁开各2横指。

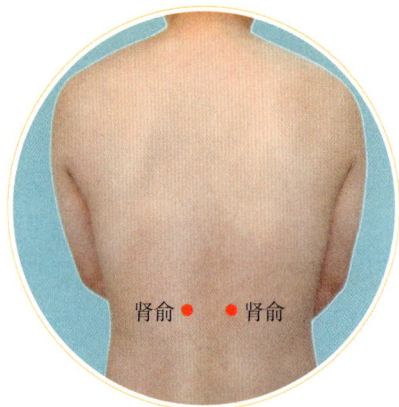

图6-3-1　肾俞体表定位

大肠俞：在脊柱区，第4腰椎棘突下，后正中线旁开1.5寸。

快捷取穴方法：髂嵴最高点平脊柱为第4腰椎棘突。

腰阳关：在脊柱区，第4腰椎棘突下凹陷中，后正中线上。

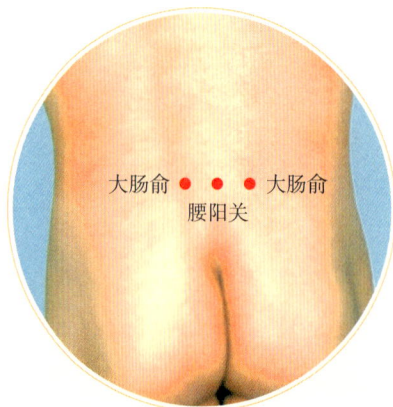

图6-3-2　大肠俞、腰阳关体表定位

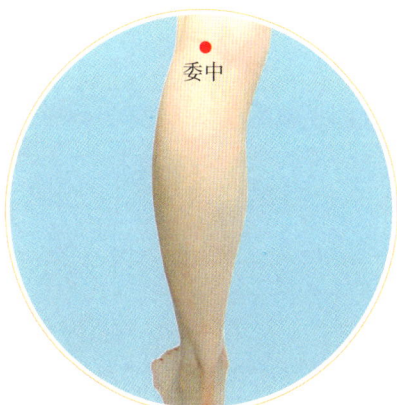

委中：在膝后区，腘横纹中点。

图 6-3-3　委中体表定位

药物处方： 附子、独活、肉桂各 10g，白芥子、细辛各 6g。

⚙ 操作

上述药物按照以上比例，研末后密封保存备用。贴敷时取少量药末与姜汁调和，做成 1cm 直径的药丸贴敷在所选穴位上，外用医用橡皮膏固定。每日贴敷 1 次，每次贴敷 2~4 小时。7 天为 1 疗程。

瘀血阻滞

⚙ 辨证要点

腰痛如刺，痛有定处，痛处拒按，日轻夜重，轻者俯卧不便，重者不能转侧，舌质暗紫，苔薄白，脉涩。

⚙ 治则

活血化瘀，通络止痛。

处方

体穴处方：肾俞、腰阳关、秩边、血海、委中。（图6-3-4～图6-3-7）

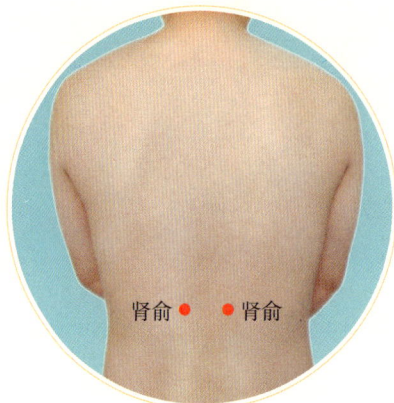

图 6-3-4　肾俞体表定位

肾俞：在脊柱区，第2腰椎棘突下，后正中线旁开1.5寸。

快捷取穴方法：命门穴旁开各2横指。

腰阳关：在脊柱区，第4腰椎棘突下凹陷中，后正中线上。

秩边：在骶区，横平第4骶后孔，骶正中嵴旁开3寸。

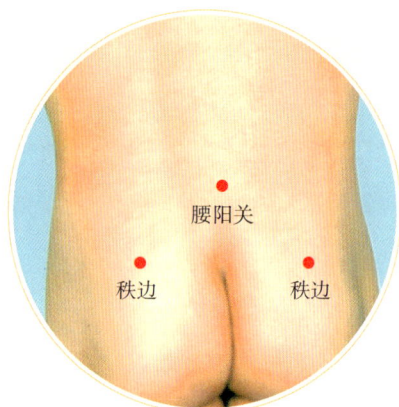

图 6-3-5　腰阳关、秩边体表定位

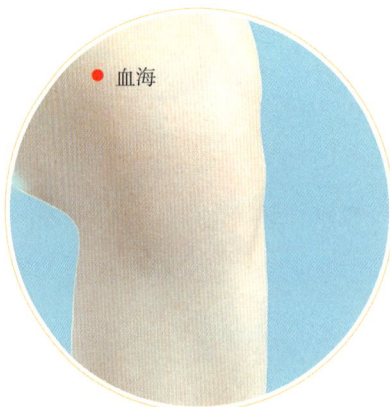

图 6-3-6　血海体表定位

血海：在股前区，髌底内侧端上2寸，股内侧肌隆起处。

快捷取穴方法：髌骨内上缘上约2横指处鼓起之肌肉的中点。

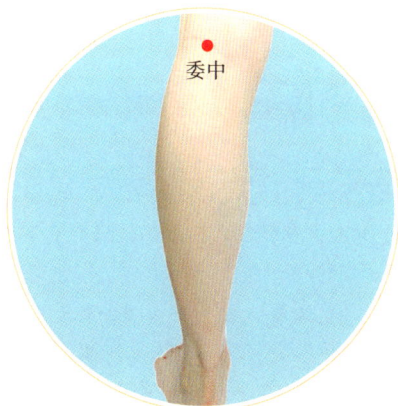

委中：在膝后区，腘横纹中点。

图 6-3-7　委中体表定位

药物处方：乳香、没药、延胡索、红花、川芎、牛膝各 15 克。

操作

上述药物按照以上比例，研末后密封保存备用。贴敷时取少量药末与姜汁调和，做成 1cm 直径的药丸贴敷在所选穴位上，外用医用橡皮膏固定。每日贴敷 1 次，每次贴敷 2~4 小时。7 天为 1 疗程。

肾虚腰痛

辨证要点

腰部隐隐作痛，酸软无力，缠绵不愈，遇劳更甚，或心烦少寐，手足心热，舌淡红，苔薄，脉弦细。

治则

滋补肾阳，温经通络。

✿ 处方

体穴处方： 关元俞、肾俞、秩边、委中。（图6-3-8～图6-3-10）

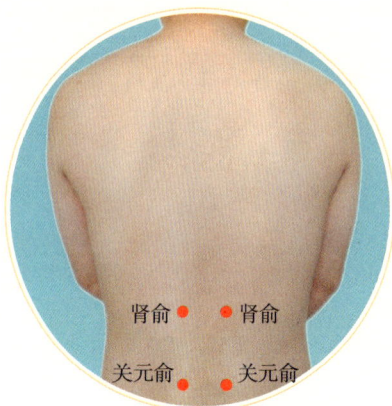

图 6-3-8　肾俞、关元俞体表定位

肾俞：在脊柱区，第2腰椎棘突下，后正中线旁开1.5寸。

快捷取穴方法：命门穴旁开各2横指。

关元俞：在脊柱区，第5腰椎棘突下，后正中线旁开1.5寸。

腰阳关：在脊柱区，第4腰椎棘突下凹陷中，后正中线上。

秩边：在骶区，横平第4骶后孔，骶正中嵴旁开3寸。

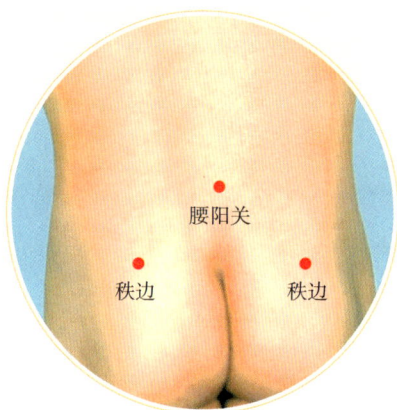

图 6-3-9　腰阳关、秩边体表定位

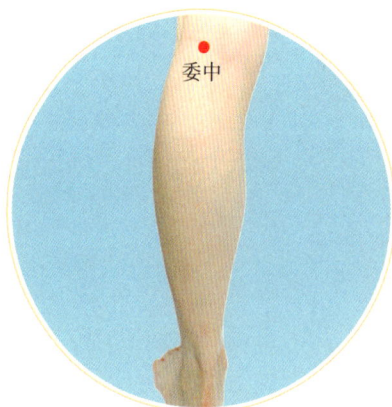

图 6-3-10　委中体表定位

委中：在膝后区，腘横纹中点。

药物处方： 肉桂、独活、桑寄生、菟丝子、牛膝、杜仲各 10 克。

⊙ **操作**

上述药物按照以上比例，研末后密封保存备用。贴敷时取少量药末与姜汁调和，做成 1cm 直径的药丸贴敷在所选穴位上，外用医用橡皮膏固定。每日贴敷 1 次，每次贴敷 4~6 小时。7 天为 1 疗程。

第四节　肩周炎

概述

肩周炎属中医的"肩凝症"等范畴，又被称为"漏肩风"，多因气血亏虚、肝肾不足，并感受风寒湿邪所致。肩周炎主要表现为肩部疼痛，活动困难，后期出现肩关节粘连，活动明显受限，并多伴局部畏寒怕冷。

西医学认为本病是肩关节周围软组织退行性变、炎症性病变，与肩部受凉、慢性劳损、外伤等因素有关。其疼痛可向颈部及上臂部放散，或呈弥漫性疼痛。后期病变部位组织产生粘连，功能障碍严重，而疼痛减轻。

病因病机

肩周炎的发病主要是由于患者年老体弱，以肝肾不足、气血亏虚为内因，肝主筋，筋有赖于肝血濡养，肾主骨，骨髓有赖于肾精充养，肝肾不足，气血亏虚则经脉筋骨失养，加之自身调摄失宜，长期劳累或汗出当风等外因，致使风寒湿邪侵袭肩部经络，使经脉收引，气血凝滞而形成。

风寒湿型

辨证要点

肩部疼痛，遇风寒痛剧，得温痛减，畏风寒，或肩部有发凉沉重感，舌质淡，苔薄白或稍腻，脉弦紧。

治则

疏风散寒，通络止痛。

处方

体穴处方： 肩髃、肩髎、肩贞、肩前。（图 6-4-1、图 6-4-2）

肩髃：在三角肌区，肩峰外侧缘前端与肱骨大结节两骨间凹陷中。

肩前：当腋前皱襞顶端与肩髃穴连线的中点。

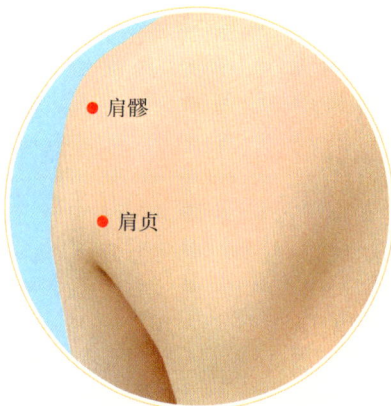

图 6-4-1 肩髃、肩前体表定位

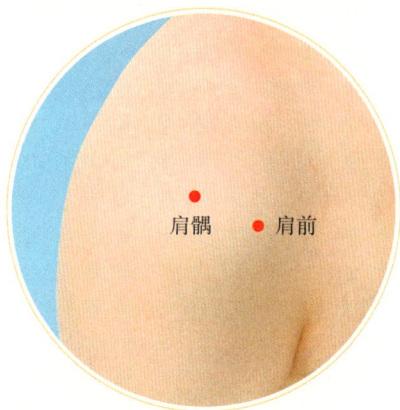

图 6-4-2 肩髎、肩贞体表定位

肩髎：在三角肌区，肩峰角与肱骨大结节两骨间凹陷中。

肩贞：在肩胛区，肩关节后下方，腋后纹头直上 1 寸。

药物： 桂枝 10g、威灵仙 10g、延胡索 10g、细辛 6g、川乌 10g。

⊛ 操作

上述药物按照以上比例，研末后密封保存备用。贴敷时取少量药末与姜汁调和，做成 1cm 直径的药丸贴敷在所选穴位上，外用医用橡皮膏固定。每日贴敷 1 次，每次贴敷 2~4 小时。7 天为 1 疗程。

气血瘀滞

⊛ 辨证要点

肩部肿痛，疼痛拒按，以夜间为甚，舌质暗或有瘀斑，苔薄白或薄黄，脉弦或细涩。

⊛ 治则

散瘀活血，通络止痛。

⊛ 处方

体穴处方： 肩外俞、肩髃、肩髎、臑俞。（图 6-4-3~图 6-4-5）

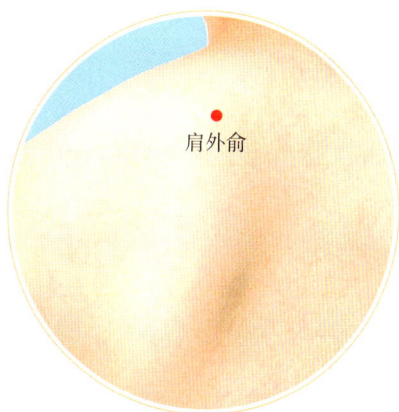

肩外俞： 在脊柱区，第 1 胸椎棘突下，后正中线旁开 3 寸。

图 6-4-3　肩外俞体表定位

肩髃：在三角肌区，肩峰外侧缘前端与肱骨大结节两骨间凹陷中。

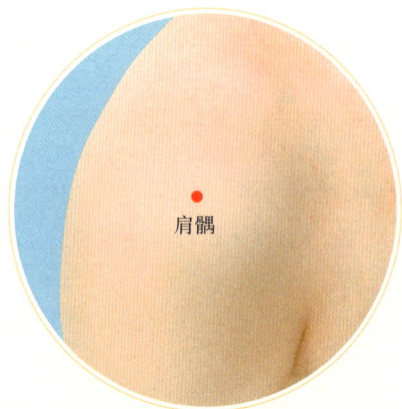

图 6-4-4　肩髃体表定位

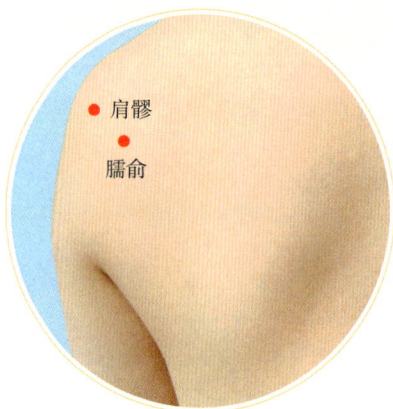

图 6-4-5　肩髎、臑俞体表定位

肩髎：在三角肌区，肩峰角与肱骨大结节两骨间凹陷中。

臑俞：在肩胛区，腋后纹头直上，肩胛冈下缘凹陷中。

药物：红花 10g、桃仁 10g、川乌 10g、延胡索 10g、川芎 15g。

⚙ 操作

上述药物按照以上比例，研末后密封保存备用。贴敷时取少量药末与姜汁调和，做成 1cm 直径的药丸贴敷在所选穴位上，外用医用橡皮膏固定。每日贴敷 1 次，每次贴敷 2~4 小时。7 天为 1 疗程。

气血亏虚

辨证要点

肩部酸痛，劳累后加重，伴头晕目眩，气短懒言，心悸失眠，四肢乏力，舌质淡，少苔或无苔，脉细弱或沉。

治则

补益气血，通络止痛。

处方

体穴处方：肩髃、肩髎、肩外俞、气海、足三里。（图6-4-6~图6-4-10）

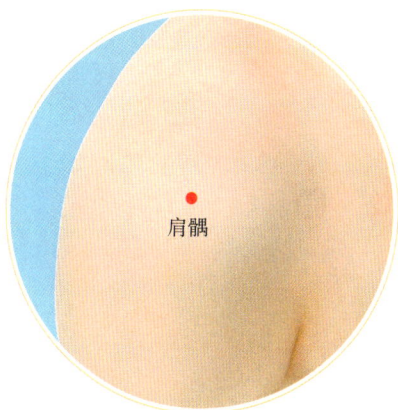

肩髃：在三角肌区，肩峰外侧缘前端与肱骨大结节两骨间凹陷中。

图6-4-6　肩髃体表定位

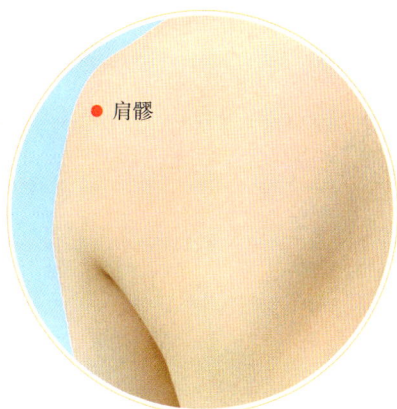

肩髎：在三角肌区，肩峰角与肱骨大结节两骨间凹陷中。

图6-4-7　肩髎体表定位

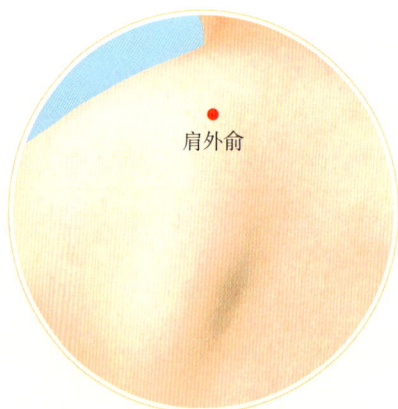

图 6-4-8　肩外俞体表定位

肩外俞：在脊柱区，第 1 胸椎棘突下，后正中线旁开 3 寸。

气海：在下腹部，脐中下 1.5 寸，前正中线上。

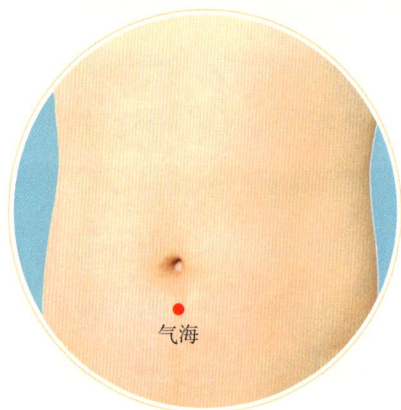

图 6-4-9　气海体表定位

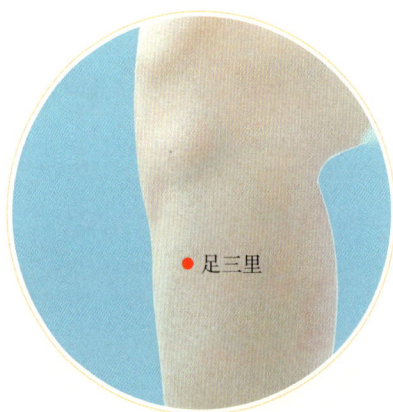

图 6-4-10　足三里体表定位

足三里：在小腿外侧，犊鼻下 3 寸，犊鼻与解溪连线上。

　　快捷取穴方法：用同侧手张开虎口围住髌骨上外缘，四指直指向下，中指尖的指处。

药物：党参 20g、桂枝 10g、黄芪 20g，川芎 10g、延胡索 10g。

操作

上述药物按照以上比例，研末后密封保存备用。贴敷时取少量药末与姜汁调和，做成1cm直径的药丸贴敷在所选穴位上，外用医用橡皮膏固定。每日贴敷1次，每次贴敷4~6小时。7天为1疗程。

第五节　肱骨外上髁炎

概述

肱骨外上髁炎，亦称肱桡关节滑囊炎、肱骨上髁骨膜炎，因多见于网球运动员，故又称网球肘，属于中医"肘劳"范畴。

西医学认为该病多由慢性劳损致肱骨外上髁处形成急、慢性炎症所引起。肱骨外上髁是前臂伸肌的起点，由于肘、腕关节的频繁活动、长期劳累，使腕伸肌起点反复受到牵拉刺激，引起部分撕裂、慢性炎症或局部的滑膜增厚，出现滑囊炎变化。

病因病机

中医认为该病是由于肘部慢性劳损日久，气虚血瘀或风寒湿热邪积聚肘部关节，致经筋脉络失和，经络痹阻不通，不通则痛。

辨证论治

风寒阻络

辨证要点

肘部酸痛麻木，屈伸不利，遇寒加重，得温痛缓。舌暗，苔薄白或白滑，脉弦紧或浮紧。

治则

疏风散寒，活血通络。

处方

体穴处方：曲池、肘髎、阿是穴。（图6-5-1）

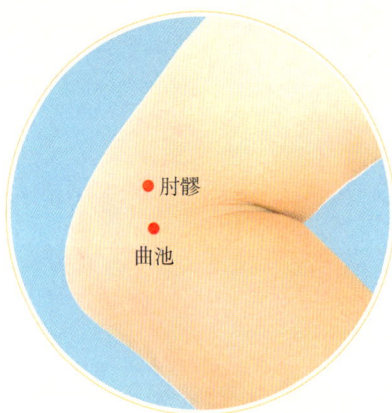

曲池：在肘区，尺泽与肱骨外
上髁连线的中点处。

肘髎：臂外侧，屈肘，曲池穴
上方1寸，当肱骨边缘处。

图 6-5-1 肘髎、曲池体表定位

阿是穴：肱骨外上髁压痛最明显处。

药物处方：桂枝10g、威灵仙10g、延胡索10g、细辛6g、川乌10g。

操作

上述药物按照以上比例，研末后密封保存备用。贴敷时取少量药末与姜汁调和，做成1cm直径的药丸贴敷在所选穴位上，外用医用橡皮膏固定。每日贴敷1次，每次贴敷2~4小时。7天为1疗程。

瘀血阻络

辨证要点

肘关节活动时疼痛日久，刺痛，固定不移，舌质紫暗或有瘀斑，舌苔薄白或白，脉涩或弦。

治则

活血化瘀，通络止痛。

处方

体穴处方：曲池、手三里、小海、阿是穴。（图6-5-2~图6-5-4）

曲池：在肘区，尺泽与肱骨外上髁连线的中点处。

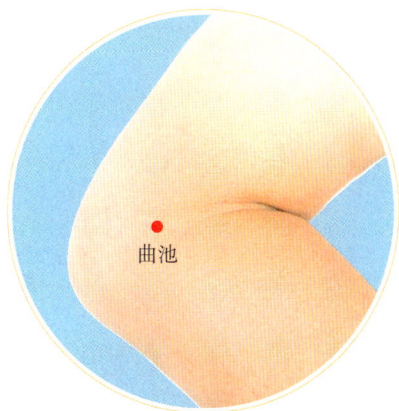

图 6-5-2　曲池体表定位

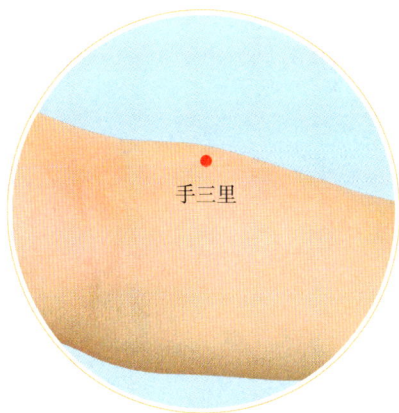

手三里：在前臂，肘横纹下2寸，阳溪与曲池连线上。

图 6-5-3　手三里体表定位

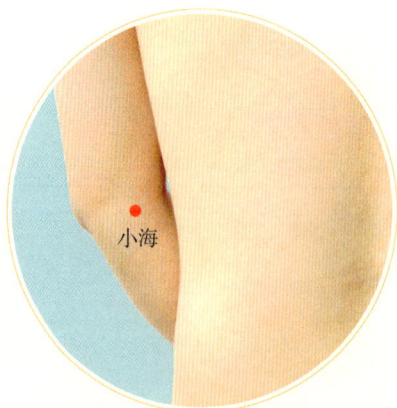

小海：在肘后区，尺骨鹰嘴与肱骨内上髁之间凹陷处。

图 6-5-4　小海体表定位

阿是穴：肱骨外上髁压痛最明显处。

药物处方：乳香 10g、没药 10g、桃仁 10、红花 10g、延胡索 10g。

⊛ 操作

　　上述药物按照以上比例，研末后密封保存备用。贴敷时取少量药末与姜汁调和，做成 1cm 直径的药丸贴敷在所选穴位上，外用医用橡皮膏固定。每日贴敷 1 次，每次贴敷 2~4 小时。7 天为 1 疗程。

第六节　膝关节炎

概述

　　膝关节炎，即膝关节骨性关节炎，是一种以膝关节软骨退行性病变引起膝关节疼痛和不同程度功能障碍为主要表现的慢性关节疾病。临床症状为反复发作的关节疼痛、僵硬，并随病情发展出现关节肿大及关节无力，最终导致活动障碍。膝关节骨性关节炎在中医学中属"骨痹"范畴。

病因病机

多发于中老年人，发病原因为肝肾不足或外伤、长期慢性劳损，加之感受风、寒、湿、热等邪气，滞留于膝关节局部，导致膝关节气血运行不畅，经络闭阻，筋骨失养而出现膝关节疼痛、肿胀、功能受阻等状。

辨证论治

风寒湿痹

辨证要点

膝关节疼痛重着酸楚，遇寒则痛剧，肿势散漫，肌肤麻木不仁，关节活动不利，舌质淡，苔白或腻，脉濡缓。

治则

祛风散寒，除湿止痛。

处方

体穴处方：膝眼、梁丘、膝阳关、血海、足三里。（图 6-6-1~ 图 6-6-3 ）

梁丘：在股前区，髌底上 2 寸，股外侧肌与股直肌肌腱之间。

膝眼：在膝部，髌韧带内侧凹陷处的中央。

膝阳关：在膝外侧，当股骨外上髁上方的凹陷处。

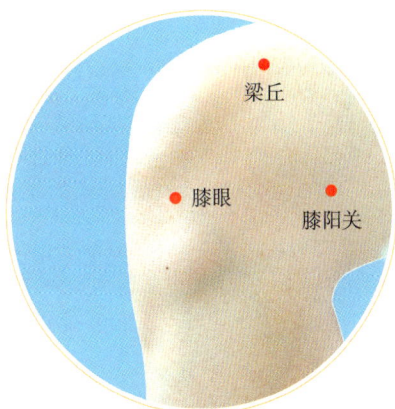

图 6-6-1　梁丘至膝阳关体表定位

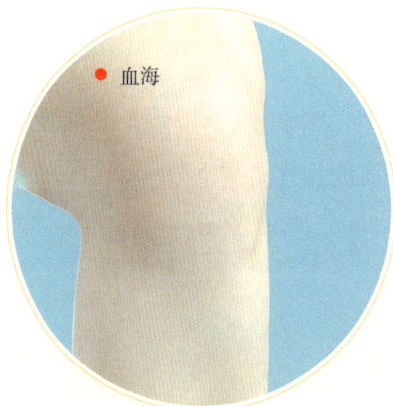

血海：在股前区，髌底内侧端上2寸，股内侧肌隆起处。

快捷取穴方法：髌骨内上缘上约2横指处鼓起之肌肉的中点。

图6-6-2　血海体表定位

足三里：在小腿外侧，犊鼻下3寸，犊鼻与解溪连线上。

快捷取穴方法：用同侧手张开虎口围住髌骨上外缘，四指直指向下，中指尖的指处。

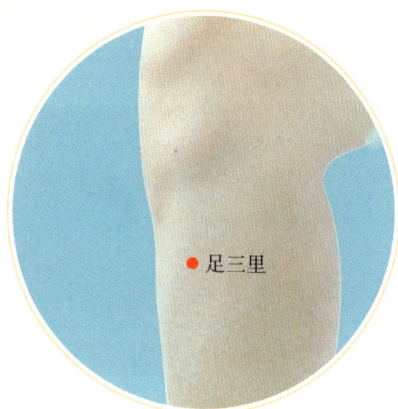

图6-6-3　足三里体表定位

药物处方：桂枝 10g、川芎 10g、川乌 10g、威灵仙 10g、白芥子 6g、细辛各 6g。

⚙ 操作

上述药物按照以上比例，研末后密封保存备用。贴敷时取少量药末与姜汁调和，做成 1cm 直径的药丸贴敷在所选穴位上，外用医用橡皮膏固定。每日贴敷 1 次，每次贴敷 2~4 小时。7 天为 1 疗程。

风湿热痹

辨证要点

膝关节红肿灼热疼痛，痛不可触，得冷则舒，可伴有口渴、烦躁不安，舌质红，苔黄或黄腻，脉滑数。

治则

清热除湿，通络止痛。

处方

体穴处方：血海、膝眼、膝阳关、阳陵泉、足三里。（图 6-6-4～图 6-6-6）

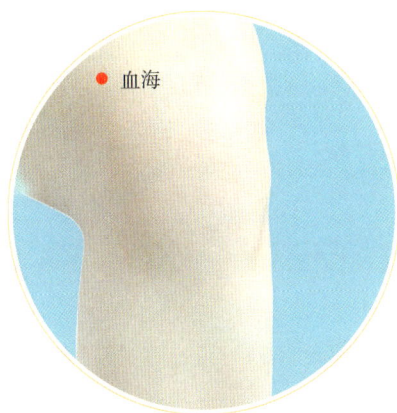

血海：在股前区，髌底内侧端上2寸，股内侧肌隆起处。

快捷取穴方法：髌骨内上缘上约2横指处鼓起之肌肉的中点。

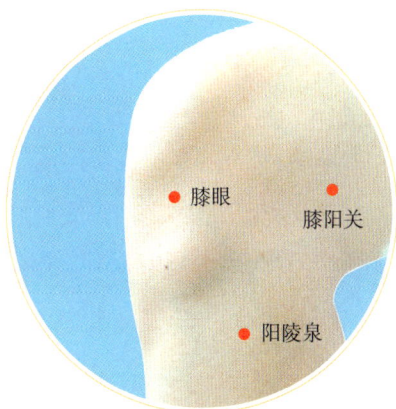

图 6-6-4　血海体表定位

膝眼：在膝部，髌韧带内侧凹陷处的中央。

膝阳关：在膝外侧，当股骨外上髁上方的凹陷处。

阳陵泉：在小腿外侧，腓骨小头前下方凹陷中。

膝眼

膝阳关

阳陵泉

图 6-6-5　膝眼至阳陵泉体表定位

足三里：在小腿外侧，犊鼻下 3 寸，犊鼻与解溪连线上。

快捷取穴方法：用同侧手张开虎口围住髌骨上外缘，四指直指向下，中指尖的指处。

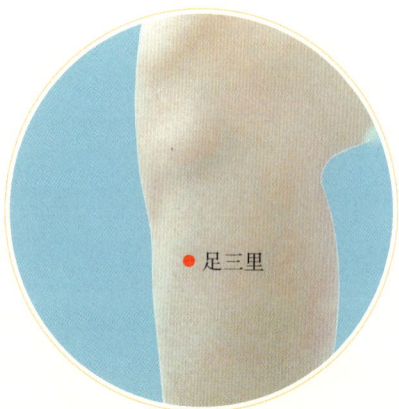

● 足三里

图 6-6-6　足三里体表定位

药物处方：黄柏 10g、苍术 10g、木瓜 10g、威灵仙 10g、伸筋草 15g、延胡索 10g。

操作

上述药物按照以上比例，研末后密封保存备用。贴敷时取少量药末与姜汁调和，做成 1cm 直径的药丸贴敷在所选穴位上，外用医用橡皮膏固定。每日贴敷 1 次，每次贴敷 2~4 小时。7 天为 1 疗程。

瘀血阻络

辨证要点

关节刺痛，固定不移，或肌肤紫暗、肿胀，关节僵硬变形，屈伸不利，舌质紫暗有瘀斑，苔白腻，脉弦涩。

治则

活血化瘀，通络止痛。

处方

体穴处方：梁丘、膝眼、膝阳关、阳陵泉、血海、足三里。（图 6-6-7~图 6-6-9）

梁丘：在股前区，髌底上 2 寸，股外侧肌与股直肌肌腱之间。

膝眼：在膝部，髌韧带内侧凹陷处的中央。

膝阳关：在膝外侧，当股骨外上髁上方的凹陷处。

阳陵泉：在小腿外侧，腓骨小头前下方凹陷中。

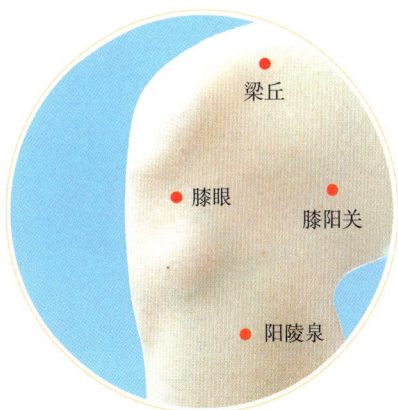

图 6-6-7　梁丘至阳陵泉体表定位

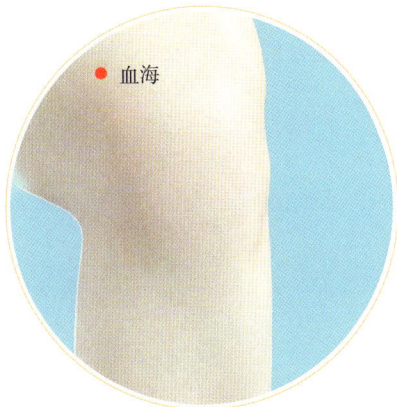

图 6-6-8　血海体表定位

血海：在股前区，髌底内侧端上 2 寸，股内侧肌隆起处。

快捷取穴方法：髌骨内上缘上约 2 横指处鼓起之肌肉的中点。

足三里：在小腿外侧，犊鼻下 3 寸，犊鼻与解溪连线上。

快捷取穴方法：用同侧手张开虎口围住髌骨上外缘，四指直指向下，中指尖的指处。

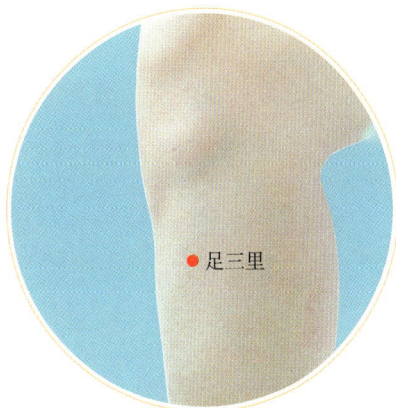

图 6-6-9　足三里体表定位

药物处方：乳香 10g、没药 10g、延胡索 10g、桃仁 10g、红花 10g。

⊕ 操作

上述药物按照以上比例，研末后密封保存备用。贴敷时取少量药末与姜汁调和，做成 1cm 直径的药丸贴敷在所选穴位上，外用医用橡皮膏固定。每日贴敷 1 次，每次贴敷 2~4 小时。7 天为 1 疗程。

肝肾亏虚

⊕ 辨证要点

久病不愈，关节屈伸不利，腰膝酸软，或畏寒肢冷，阳痿遗精，或劳热心烦口干，舌质淡，苔薄白或少津，脉沉细弱。

⊕ 治则

培补肝肾，舒筋止痛。

⊕ 处方

体穴处方：膝眼、膝阳关、阳陵泉、足三里、三阴交。（图 6-6-10~ 图 6-6-12）

*膝眼：*在膝部，髌韧带内侧凹陷处的中央。

*膝阳关：*在膝外侧，当股骨外上髁上方的凹陷处。

*阳陵泉：*在小腿外侧，腓骨小头前下方凹陷中。

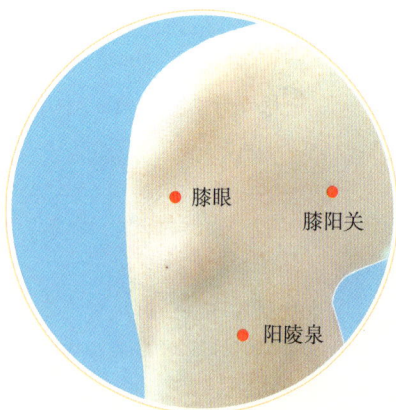

图 6-6-10　膝眼至阳陵泉体表定位

足三里：在小腿外侧，犊鼻下3寸，犊鼻与解溪连线上。

快捷取穴方法：用同侧手张开虎口围住髌骨上外缘，四指直指向下，中指尖的指处。

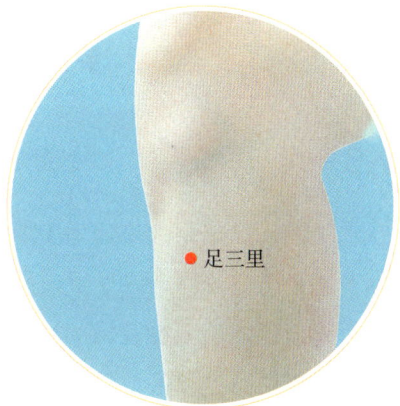

图6-6-11　足三里体表定位

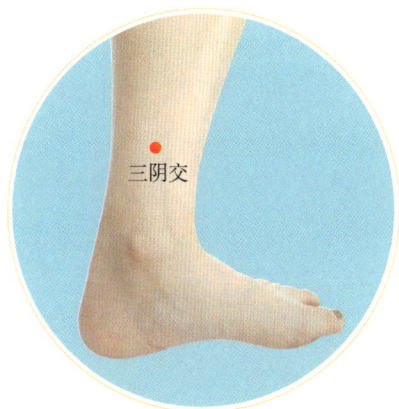

图6-6-12　三阴交体表定位

三阴交：在小腿内侧，内踝尖上3寸，胫骨内侧缘后际。

药物处方：肉桂10g，川芎10g，透骨草10g，延胡索10g，杜仲10g，威灵仙10g。

操作

上述药物按照以上比例，研末后密封保存备用。贴敷时取少量药末与姜汁调和，做成1cm直径的药丸贴敷在所选穴位上，外用医用橡皮膏固定。每日贴敷1次，每次贴敷2~4小时。7天为1疗程。

第七节 足跟痛

概述

　　足跟痛是以足跟部疼痛为主要临床表现的一类病证。临床表现为患者足跟部疼痛，站立及行走时加重，严重影响其工作与生活。

　　西医学认为足跟骨及局部软组织长期负重、牵拉劳损以及骨质增生等导致局部出现充血、肿胀，形成局部无菌性炎症而发病。

病因病机

　　足跟痛属于中医学"骨痹"范畴。多由于年老体弱、气血生化不足而致足跟部气血亏虚，筋脉失于濡养，不荣则痛；或长期劳损，复因外感风寒湿邪而致足跟部气血运行不畅，经络阻滞，筋脉痹阻，不通则痛。

辨证论治

寒湿侵袭

辨证要点

　　足跟部疼痛，站立及行走困难，遇寒凉后症状加重。舌淡，苔白，脉细涩。

治则

　　散寒除湿，通络止痛。

处方

　　穴位处方：三阴交、太溪、昆仑、解溪。（图6-7-1、图6-7-2）

三阴交：在小腿内侧，内踝尖上3寸，胫骨内侧缘后际。

太溪：在踝区，内踝尖与跟腱之间的凹陷中。

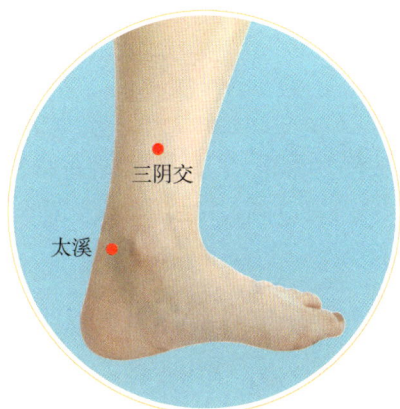

图 6-7-1　三阴交、太溪体表定位

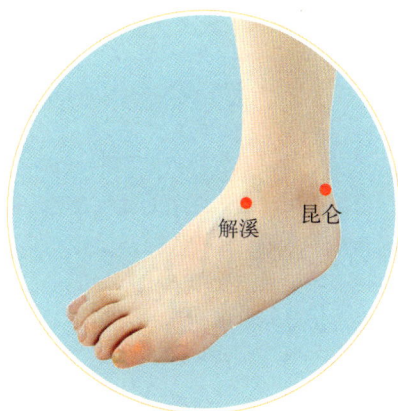

图 6-7-2　解溪、昆仑体表定位

解溪：在踝区，踝关节前面中央凹陷中，当拇长伸肌腱与趾长伸肌腱之间。

昆仑：在踝区，外踝尖与跟腱之间的凹陷中。

药物处方：川乌、草乌、木瓜、威灵仙、川芎各10克。

❀ 操作

上述药物按照以上比例，研末后密封保存备用。贴敷时取少量药末与姜汁调和，做成1cm直径的药丸贴敷在所选穴位上，外用医用橡皮膏固定。每日贴敷1次，每次贴敷2~4小时。7天为1疗程。

瘀血阻络

⊙ **辨证要点**

足跟部疼痛，站立及行走困难，夜晚刺痛明显。舌暗红，苔白，脉涩。

⊙ **治则**

活血化瘀，通络止痛。

⊙ **处方**

穴位处方： 太溪、昆仑、绝骨、照海。（图6-7-3、图6-7-4）

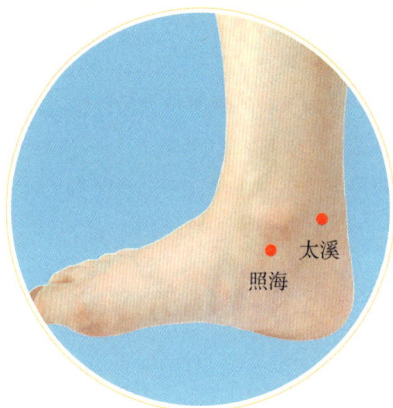

太溪：在踝区，内踝尖与跟腱之间的凹陷中。

照海：在踝区，内踝尖下1寸，内踝下缘边际凹陷中。

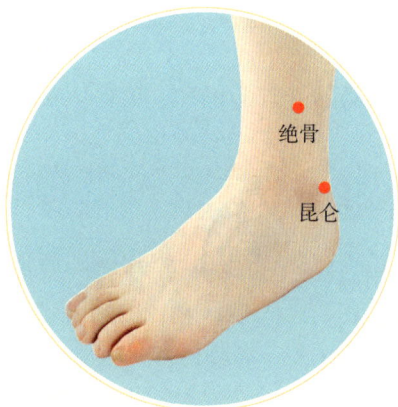

图 6-7-3 照海、太溪体表定位

昆仑：在踝区，外踝尖与跟腱之间的凹陷中。

绝骨：在小腿外侧，外踝尖上3寸，腓骨前缘。

图 6-7-4 绝骨、昆仑体表定位

药物处方：延胡索、红花、川芎、乳香、没药各 10 克。

⊛ **操作**

上述药物按照以上比例，研末后密封保存备用。贴敷时取少量药末与姜汁调和，做成 1cm 直径的药丸贴敷在所选穴位上，外用医用橡皮膏固定。每日贴敷 1 次，每次贴敷 2~4 小时。7 天为 1 疗程。

肾精亏虚

⊛ **辨证要点**

足跟部疼痛，站立及行走困难，伴有腰部酸痛，劳累后加重。舌淡，苔薄，脉弦细。

⊛ **治则**

补肾填精，通络止痛。

⊛ **处方**

穴位处方：太溪、昆仑、申脉、肾俞。（图 6-7-5~ 图 6-7-7 ）

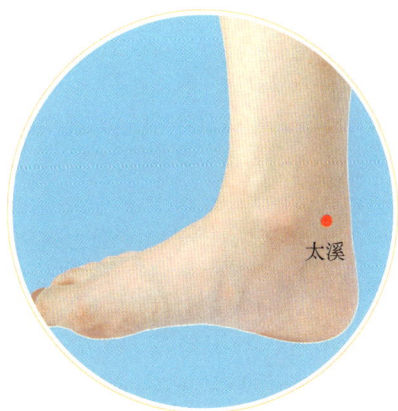

太溪：在踝区，内踝尖与跟腱之间的凹陷中。

图 6-7-5　太溪体表定位

昆仑：在踝区，外踝尖与跟腱之间的凹陷中。

申脉：在踝区，外踝尖直下，外踝下缘与跟骨之间凹陷中。

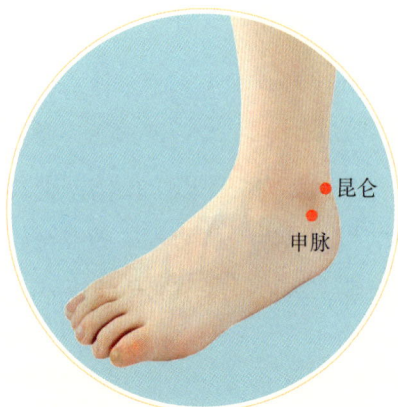

图 6-7-6　昆仑、申脉体表定位

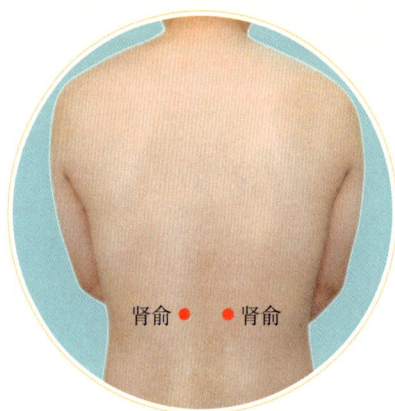

肾俞：在脊柱区，第 2 腰椎棘突下，后正中线旁开 1.5 寸。

快捷取穴方法：命门穴旁开各 2 横指。

图 6-7-7　肾俞体表定位

药物处方：肉桂、独活、桑寄生、菟丝子、牛膝、杜仲各 10 克。

操作

上述药物按照以上比例，研末后密封保存备用。贴敷时取少量药末与姜汁调和，做成 1cm 直径的药丸贴敷在所选穴位上，外用医用橡皮膏固定。每日贴敷 1 次，每次贴敷 2~4 小时。7 天为 1 疗程。

第七章

外科疾病

痔 疮

概述

痔疮，是以便血、痔核脱垂、肛门不适感为临床表现的疾病。肛门内外出现的小肉状突出物称痔，又称痔核，因痔核常出现肿痛、瘙痒、流水、出血等症，所以通称为痔疮。痔分为内痔、外痔和混合痔。

病因病机

本病多与久坐久立、负重远行、饮食不节、妊娠多产、泻痢日久、长期便秘等有关，以上因素均可导致湿热下注，使肛部筋脉懈纵，而发为痔疮。

辨证论治

湿热下注

辨证要点

便血色鲜，量较多，肛内肿物外脱，可自行回纳，肛门灼热，重坠不适，苔黄腻，脉弦数。

⊕ **治则**

清热利湿，凉血止血。

⊕ **处方**

穴位处方：神阙、承山、大肠俞、
次髎。（图7-1-1~图7-1-3）

神阙：在脐区，脐中央。

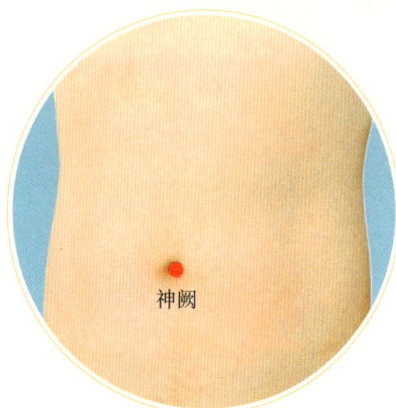

图 7-1-1　神阙体表定位

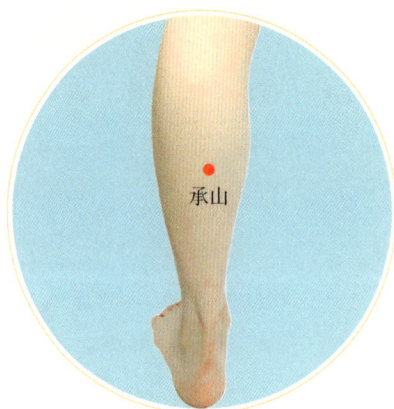

图 7-1-2　承山体表定位

承山：在小腿后区，腓肠肌两
肌腹与肌腱交角处。

大肠俞：在脊柱区，第4腰椎棘突
下，后正中线旁开1.5寸。
　　快捷取穴方法：髂嵴最高点平脊柱
为第4腰椎棘突。
　　次髎：在骶区，正对第2骶后孔中。

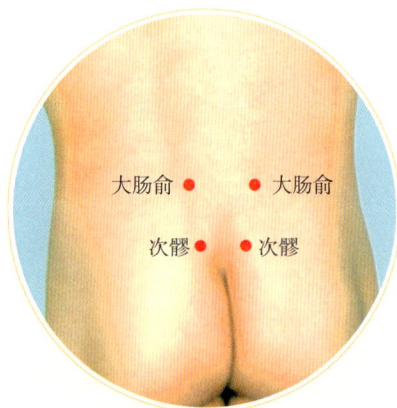

图 7-1-3　大肠俞、次髎体表定位

药物处方：黄柏 10g、苍术 10g、地榆 10g、槐花 10g，冰片 2g。

⊕ 操作

上述药物按照以上比例，研末后密封保存备用。贴敷时取少量药末与姜汁调和，做成 1cm 直径的药丸贴敷在所选穴位上，外用医用橡皮膏固定。每日贴敷 1 次，每次贴敷 2~4 小时。7 天为 1 疗程。

脾虚气陷

⊕ 辨证要点

肛门松弛，内痔脱出不能自行回纳，需用手法还纳。便血色鲜或淡，伴头晕、气短、面色少华、神疲自汗、纳少、便溏等，舌淡，苔薄白，脉细弱。

⊕ 治则

补中益气，升阳举陷。

⊕ 处方

穴位处方：气海、大肠俞、次髎、承山。（图 7-1-4~ 图 7-1-6）

气海：在下腹部，脐中下 1.5 寸，前正中线上。

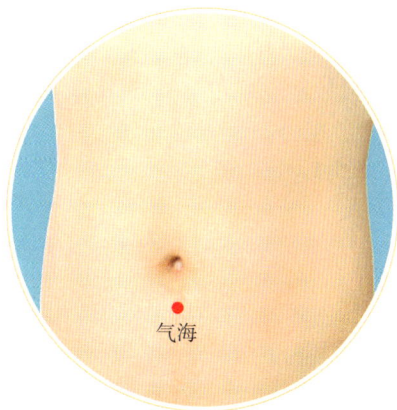

图 7-1-4　气海体表定位

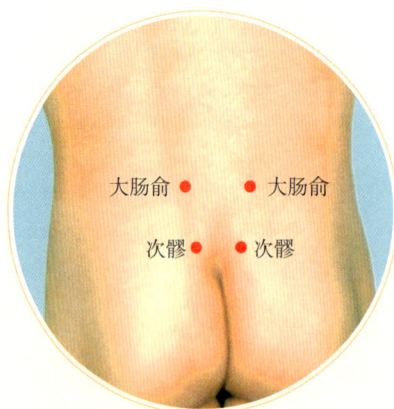

大肠俞：在脊柱区，第 4 腰椎棘突下，后正中线旁开 1.5 寸。

快捷取穴方法：髂嵴最高点平脊柱为第 4 腰椎棘突。

次髎：在骶区，正对第 2 骶后孔中。

图 7-1-5　大肠俞、次髎体表定位

承山：在小腿后区，腓肠肌两肌腹与肌腱交角处。

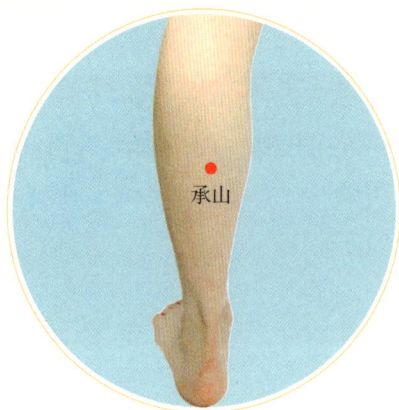

图 7-1-6　承山体表定位

药物处方：黄芪、升麻、党参各 15 克；地榆 10g、槐花 10g。

操作

上述药物按照以上比例，研末后密封保存备用。贴敷时取少量药末与姜汁调和，做成 1cm 直径的药丸贴敷在所选穴位上，外用医用橡皮膏固定。每日贴敷 1 次，每次贴敷 2~4 小时。5 天为 1 疗程。

第八章

妇科疾病

第一节　痛经

概述

　　凡在经期或经行前后，出现周期性小腹疼痛，或痛引腰骶，称为"痛经"，亦称"经行腹痛"。

　　西医学把痛经分为原发性痛经和继发性痛经，前者又称功能性痛经，系指生殖器官无明显器质性病变者，后者多继发于生殖器官某些器质性病变，如盆腔子宫内膜异位症、子宫腺肌病、慢性盆腔炎等。本节讨论的痛经，指西医学的原发性痛经。

病因病机

　　本病的发生与冲任、胞宫的周期性生理变化密切相关。主要病机在于邪气内伏或精血素亏，更值经期前后冲任二脉气血的生理变化急骤，导致胞宫的气血运行不畅，"不通则痛"，或胞宫失于濡养，"不荣则痛"，故使痛经发作。此外，情志不调、肝气郁结、血行受阻；寒湿之邪客于胞宫，气血运行不畅；气血虚弱，肝肾不足均可使胞脉不通，胞宫失养而引起痛经。

辨证论治

寒湿凝滞

辨证要点

经前或经期小腹冷痛拒按，得热则痛减，经血量少，色黯有块，畏寒肢冷，面色青白，舌黯，苔白，脉沉紧。

治则

温经散寒，祛瘀止痛。

处方

体穴处方：关元、中极、子宫、腰阳关、次髎、三阴交。（图 8-1-1~图 8-1-3）

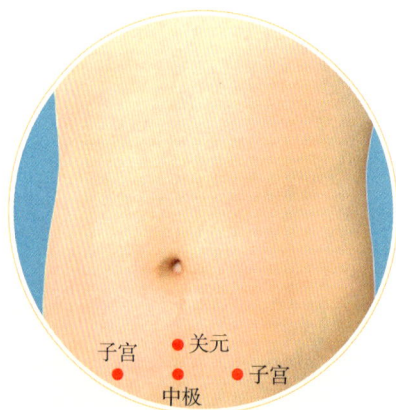

关元：在下腹部，脐中下 3 寸（4 横指），前正中线上。

子宫：在下腹部，脐中下 4 寸，前正中线旁开 3 寸。

中极：在下腹部，脐中下 4 寸，前正中线上。

快捷取穴方法：耻骨联合上一横指处。

图 8-1-1　关元至中极体表定位

腰阳关：在脊柱区，第 4 腰椎棘突下凹陷中，后正中线上。

次髎：在骶区，正对第 2 骶后孔中。

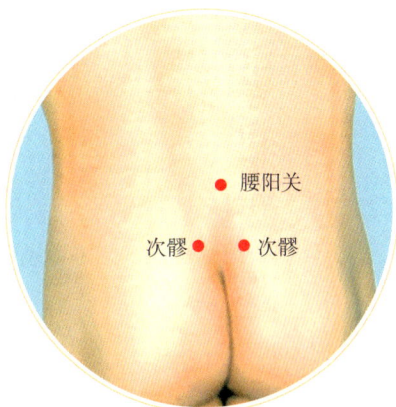

图 8-1-2　腰阳关、次髎体表定位

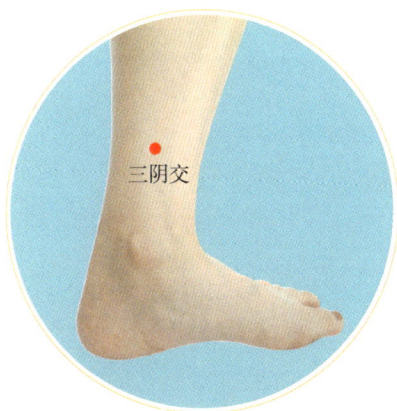

三阴交：在小腿内侧，内踝尖上 3 寸，胫骨内侧缘后际。

图 8-1-3　三阴交体表定位

药物处方：附子、肉桂、川芎、艾叶各 10g，白芥子、细辛各 6g。

操作

上述药物按照以上比例，研末后密封保存备用。贴敷时取少量药末与姜汁调和，做成 1cm 直径的药丸贴敷在所选穴位上，外用医用橡皮膏固定。每日贴敷 1 次，每次贴敷 2~4 小时，7 天为 1 疗程。

气滞血瘀

辨证要点

经前或经期小腹胀痛拒按，胸胁、乳房胀痛，经行不畅，经色紫黯有块，块下痛减，舌紫黯，或有瘀点，脉弦或弦涩有力。

治则

行气活血，祛瘀止痛。

处方

体穴处方：关元、中极、子宫、血海、三阴交、次髎。（图8-1-4~图8-1-7）

关元：在下腹部，脐中下3寸（4横指），前正中线上。

子宫：在下腹部，脐中下4寸，前正中线旁开3寸。

中极：在下腹部，脐中下4寸，前正中线上。

快捷取穴方法：耻骨联合上一横指处。

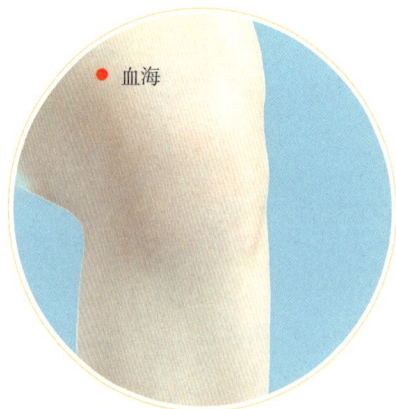

图8-1-4 关元至中极体表定位

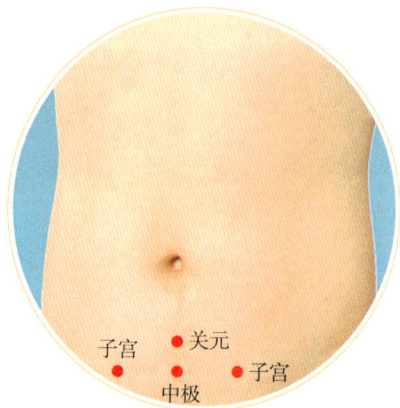

血海：在股前区，髌底内侧端上2寸，股内侧肌隆起处。

快捷取穴方法：髌骨内上缘上约2横指处鼓起之肌肉的中点。

图8-1-5 血海体表定位

三阴交：在小腿内侧，内踝尖上3寸，胫骨内侧缘后际。

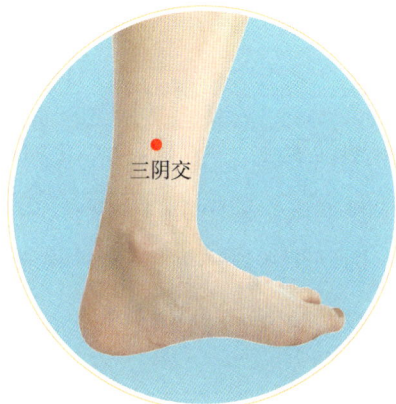

图 8-1-6　三阴交体表定位

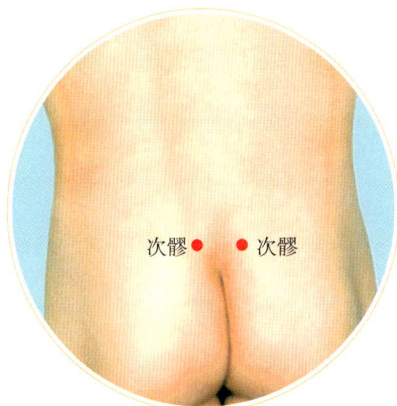

次髎：在骶区，正对第2骶后孔中。

图 8-1-7　次髎体表定位

药物处方：乳香、没药、川芎、红花、延胡索各 10g。

操作

　　上述药物按照以上比例，研末后密封保存备用。贴敷时取少量药末与姜汁调和，做成 1cm 直径的药丸贴敷在所选穴位上，外用医用橡皮膏固定。每日贴敷 1 次，每次贴敷 2~4 小时。

气血亏虚

辨证要点

经期或经后小腹隐痛喜按，月经量少，色淡质稀，神疲乏力，头晕心悸，面色苍白，舌淡，苔薄，脉细弱。

治则

补气养血，和中止痛。

处方

体穴处方：关元、气海、子宫、脾俞、次髎、足三里。(图8-1-8~图8-1-11)

气海：在下腹部，脐中下1.5寸，前正中线上。

关元：在下腹部，脐中下3寸（4横指），前正中线上。

子宫：在下腹部，脐中下4寸，前正中线旁开3寸。

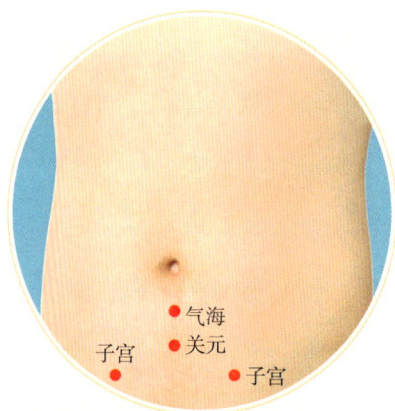

图 8-1-8　气海至子宫体表定位

脾俞：在脊柱区，第11胸椎棘突下，后正中线旁开1.5寸。与肚脐中相对应处即为第2腰椎，第2腰椎上3个椎体，即为第11胸椎。

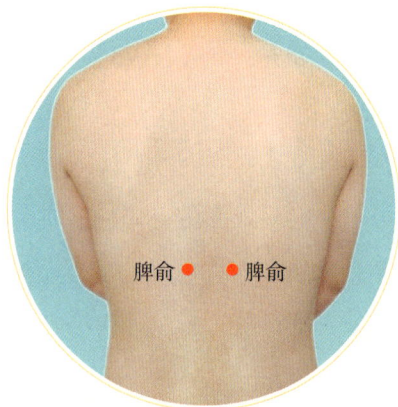

图 8-1-9　脾俞体表定位

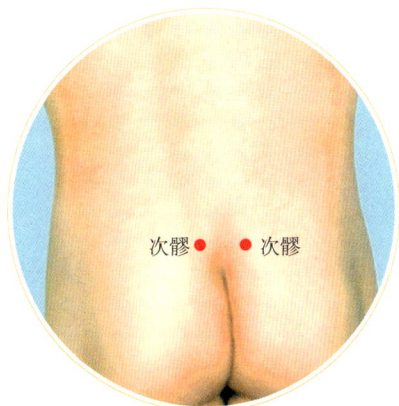

次髎：在骶区，正对第 2 骶后孔中。

图 8-1-10　次髎体表定位

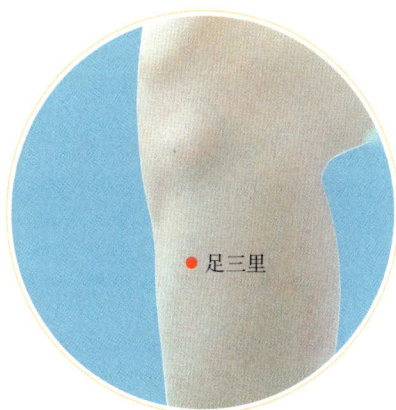

足三里：在小腿外侧，犊鼻下 3 寸，犊鼻与解溪连线上。

快捷取穴方法：用同侧手张开虎口围住髌骨上外缘，四指直指向下，中指尖的指处。

图 8-1-11　足三里体表定位

药物处方：肉桂 10g、丁香 10g、乌药 10g、细辛 6g、黄芪 20g、党参 20g。

✿ 操作

上述药物按照以上比例，研末后密封保存备用。贴敷时取少量药末与姜汁调和，做成 1cm 直径的药丸贴敷在所选穴位上，外用医用橡皮膏固定。每日贴敷 1 次，每次贴敷 2~4 小时，7 天为 1 疗程。

第二节　乳腺增生

概述

　　乳腺增生病属于中医"乳癖"范畴。中医学认为本病的发生与情志不畅、忧郁忿怒、饮食内伤、禀赋不足、七情劳倦等致病因素有关。病性属本虚标实，冲任失调为发病之本，肝气郁结、痰凝血瘀为发病之标，病位在肝、脾、肾。

病因病机

1. 病因

（1）七情郁结

　　情志不畅，七情郁结，郁久伤肝，气机郁滞，导致乳房经脉阻滞，不通则痛，引起本病，并且其症状也可随情志的变化而加重或减轻。

（2）饮食内伤

　　过食肥甘厚腻，容易损伤脾胃，脾的运化功能失职则生痰湿。痰湿之邪气黏腻易阻滞气机，气滞则血瘀，导致血瘀、痰湿凝结于乳房则成乳癖。

（3）劳倦内伤

　　若平素体弱或房劳、劳力过度，耗伤元气，或饥饱无常，损伤脾胃，无以供先天之肾脏，均可导致肾气虚弱，无以滋养冲任二脉，冲任乃女性生理之本原，冲任失调则生乳癖。

2. 病机

（1）肝气郁结

　　肝属木，主疏泄，其性喜条达而恶抑郁，若情志不畅，郁久伤肝，肝气郁滞，气滞则血瘀，郁久化热，热灼津液，凝结成痰，故出现乳房肿块，并随喜怒而消长。

（2）肝郁脾虚

　　脾胃为气血生化之源，乃后天之本，思虑过度伤脾或怒则伤肝、肝郁乘脾，脾失运化水湿功能，水湿停滞，则生痰气，停留于乳房经脉，导致经脉不通，形成结块。

（3）冲任失调

冲任二脉与肾相并而行于胸腹，其气血上行为乳汁，下行为月水，若劳伤过度，损伤肾精，冲任失调，气血瘀滞，结聚而成结块。

辨证论治

肝气郁结

◉ 辨证要点

乳房胀痛、窜痛，与月经、情绪变化相关，烦躁易怒，两胁胀满，舌质淡红，苔薄白或薄黄，脉弦。

◉ 治则

疏肝解郁。

◉ 处方

体穴处方：乳根、灵墟、期门、太冲、肝俞。（图 8-2-1~ 图 8-2-3）

灵墟：在胸部，第 3 肋间隙，前正中线旁开 2 寸。

乳根：在胸部，第 5 肋间隙，前正中线旁开 4 寸。

期门：在胸部，第 6 肋间隙，前正中线旁开 4 寸。

快捷取穴方法：乳头直下，往下数两根肋骨处。

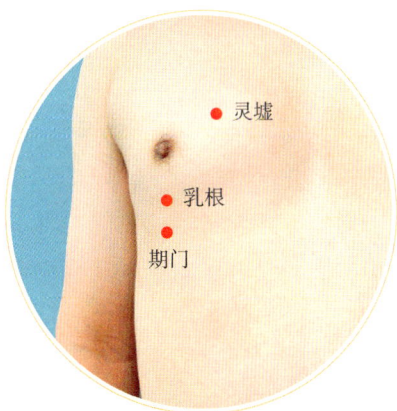

图 8-2-1　灵墟至期门体表定位

太冲：在足背，第1、2跖骨间，
跖骨底结合部前方凹陷中，或触及动
脉搏动。

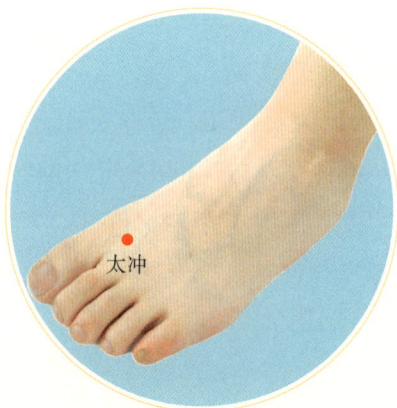

图 8-2-2　太冲体表定位

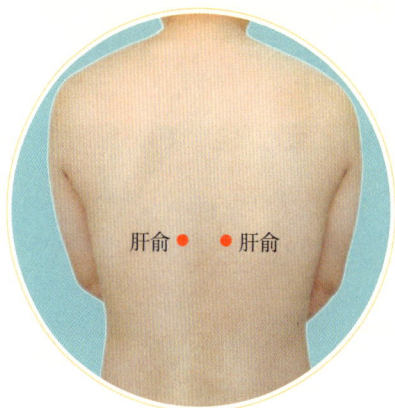

肝俞：在脊柱区，第9胸椎棘突下，
后正中线旁开1.5寸。

图 8-2-3　肝俞体表定位

药物处方：乳香10g、香附10g、延胡索15g、川芎15g。

⑤ 操作

　　上述药物按照以上比例，研末后密封保存备用。贴敷时取少量药末与姜汁调和，做成1cm直径的药丸贴敷在所选穴位上，外用医用橡皮膏固定。每日贴敷1次，每次贴敷2~4小时。7天为1疗程。

冲任失调

辨证要点

乳房疼痛症状较轻，或无疼痛，腰膝酸软或伴足跟疼痛，月经周期紊乱，量少或行经天数短暂或淋漓不尽，或闭经，舌质淡，舌苔薄白，脉细。

治则

调理冲任。

处方

体穴处方：膻中、乳根、足三里、三阴交。（图8-2-4~图8-2-6）

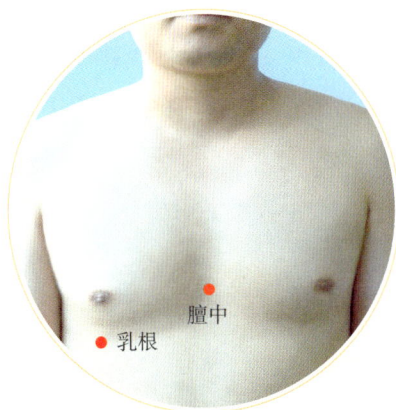

图 8-2-4　膻中、乳根体表定位

膻中：在上腹部，横平第4肋间隙，前正中线上。

乳根：在胸部，第5肋间隙，前正中线旁开4寸。

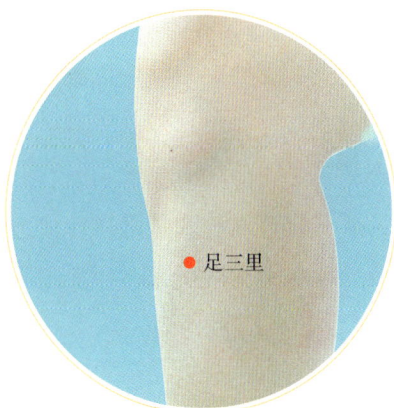

图 8-2-5　足三里体表定位

足三里：在小腿外侧，犊鼻下3寸，犊鼻与解溪连线上。

快捷取穴方法：用同侧手张开虎口围住髌骨上外缘，四指直指向下，中指尖的指处。

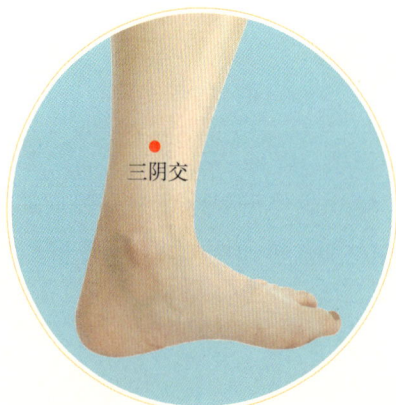

三阴交：在小腿内侧，内踝尖上3寸，胫骨内侧缘后际。

图 8-2-6　三阴交体表定位

药物处方：川芎 10g、乳香 10g、没药 10g、延胡索 10g，丁香 10g。

操作

上述药物按照以上比例，研末后密封保存备用。贴敷时取少量药末与姜汁调和，做成 1cm 直径的药丸贴敷在所选穴位上，外用医用橡皮膏固定。每日贴敷 1 次，每次贴敷 2~4 小时。7 天为 1 疗程。

痰瘀互结

辨证要点

乳房刺痛，肿块呈多样性，边界不清，质韧，舌暗红或青紫或舌边尖有瘀斑，或舌下脉络粗胀、青紫，舌苔腻，脉涩、弦或滑。

治则

祛痰化瘀。

处方

体穴处方：膻中、乳根、丰隆、血海、膈俞。（图 8-2-7~ 图 8-2-10）

膻中：在上腹部，横平第 4 肋间隙，前正中线上。

乳根：在胸部，第 5 肋间隙，前正中线旁开 4 寸。

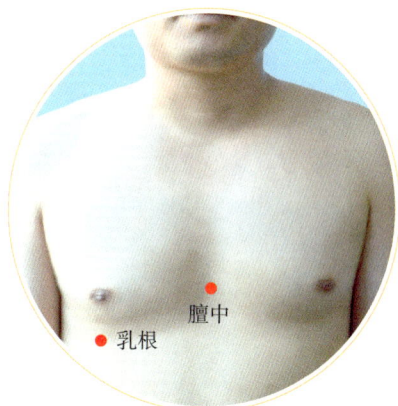

图 8-2-7　膻中、乳根体表定位

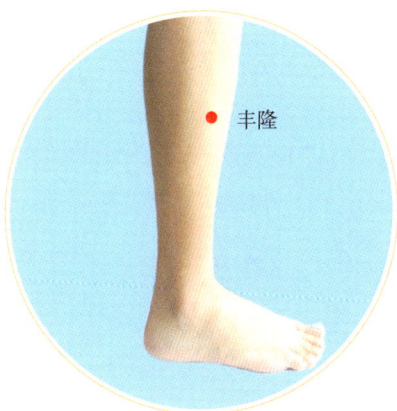

丰隆：在小腿外侧，外踝尖上 8 寸，胫骨前肌的外缘。

快捷取穴方法：外膝眼与外踝前缘平外踝尖处连线的中点。

图 8-2-8　丰隆体表定位

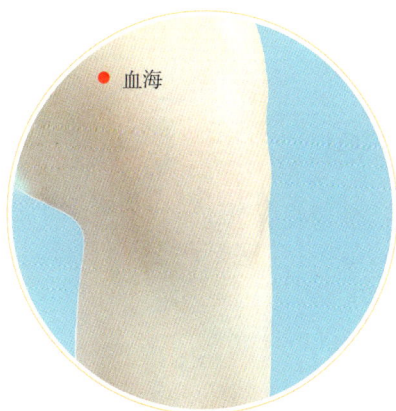

血海：在股前区，髌底内侧端上 2 寸，股内侧肌隆起处。

快捷取穴方法：髌骨内上缘上约 2 横指处鼓起之肌肉的中点。

图 8-2-9　血海体表定位

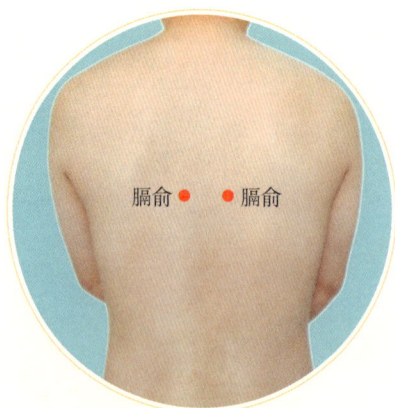

膈俞：在脊柱区，第7胸椎棘
突下，后正中线旁开1.5寸。

图 8-2-10　膈俞体表定位

药物处方： 三棱 10g、莪术 10g、胆南星 10g、川芎 10g、延胡索 10g。

🔅 操作

上述药物按照以上比例，研末后密封保存备用。贴敷时取少量药末与姜汁调和，做成 1cm 直径的药丸贴敷在所选穴位上，外用医用橡皮膏固定。每日贴敷 1 次，每次贴敷 2~4 小时。7 天为 1 疗程。

第三节　月经不调

概述

月经不调为月经周期或月经量的异常。临床中常表现为月经先期或 / 和月经过多、月经后期或 / 和月经过少。

病因病机

月经先期或 / 和月经过多常由阴虚火旺或阳热亢盛导致血热，热扰冲任，或气虚不能统摄血液，或肾虚冲任不固所致。月经后期或 / 和月经过少，常由久病失血或产后耗伤精血，或脾虚营血虚少；或多产房劳耗伤肾精，肾虚冲任未充；或月经食冷感寒，血为寒凝；或情志不畅，气滞血郁等引起。

辨证论治

气血亏虚

◎ 辨证要点

月经不调症状，同时伴有心悸气短，眩晕，失眠，神疲乏力，面色苍白，食欲不振，舌淡苔薄，脉细弱无力。

◎ 治则

补益气血。

◎ 处方

体穴处方：中脘、气海、关元、足三里、次髎。（图8-3-1~图8-3-3）

中脘：在上腹部，脐中上4寸，前正中线上。剑胸结合与脐中连线的中点处。

气海：在下腹部，脐中下1.5寸，前正中线上。

关元：在下腹部，脐中下3寸（4横指），前正中线上。

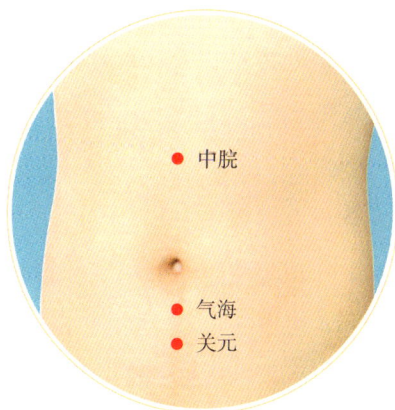

图 8-3-1 中脘至关元体表定位

临床篇

211

足三里：在小腿外侧，犊鼻下 3 寸，
犊鼻与解溪连线上。

快捷取穴方法：用同侧手张开虎口
围住髌骨上外缘，四指直指向下，中指
尖的指处。

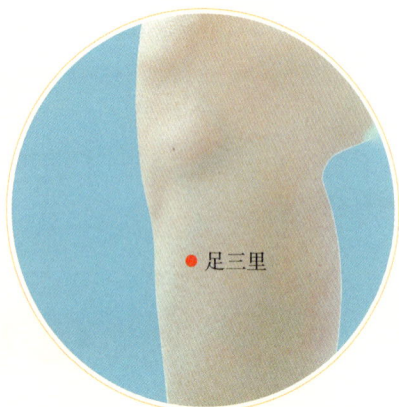

图 8-3-2　足三里体表定位

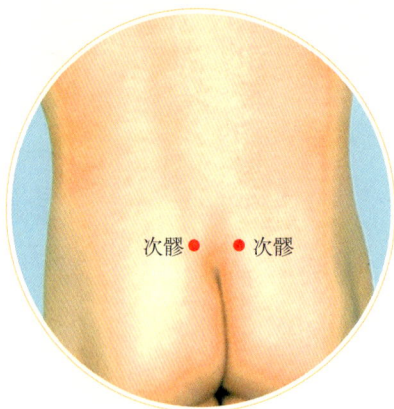

次髎：在骶区，正对第 2 骶
后孔中。

图 8-3-3　次髎体表定位

药物处方：黄芪 20、党参 20g，川芎、当归、白芍、益母草、白芥子
各 10g。

操作

上述药物按照以上比例，研末后密封保存备用。贴敷时取少量药末与姜
汁调和，做成 1cm 直径的药丸贴敷在所选穴位上，外用医用橡皮膏固定。每
日贴敷 1 次，每次贴敷 2~4 小时。7 天为 1 疗程。

肾气不足

辨证要点

月经不调症状，月经色暗淡，质稀薄，同时伴有腰酸膝软、神疲乏力，舌正常或淡，脉沉。

治则

补肾养精。

处方

体穴处方：关元、子宫、次髎、肾俞、三阴交。（图 8-3-4~图 8-3-7）

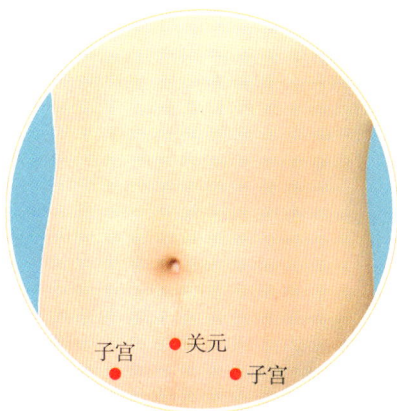

关元：在下腹部，脐中下 3 寸（4 横指），前正中线上。

子宫：在下腹部，脐中下 4 寸，前正中线旁开 3 寸。

图 8-3-4 关元、子宫体表定位

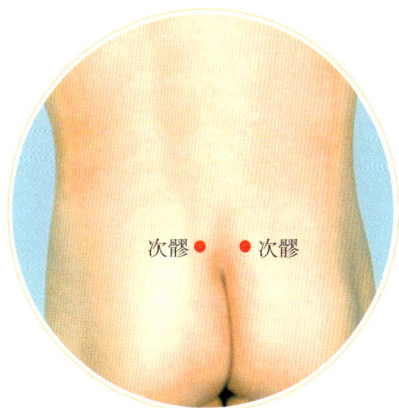

次髎：在骶区，正对第 2 骶后孔中。

图 8-3-5 次髎体表定位

肾俞：在脊柱区，第 2 腰椎棘
突下，后正中线旁开 1.5 寸。

　　快捷取穴方法：命门穴旁开各
2 横指。

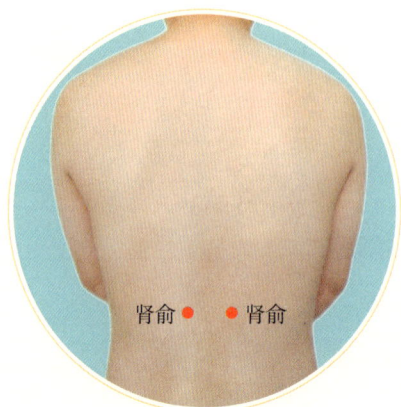

图 8-3-6　肾俞体表定位

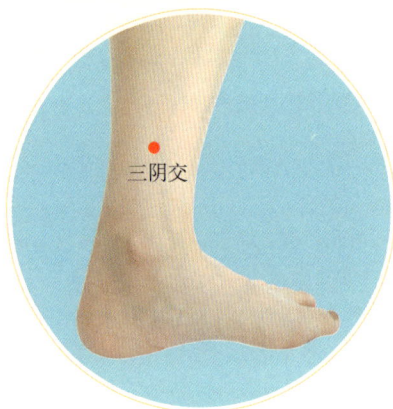

图 8-3-7　三阴交体表定位

三阴交：在小腿内侧，内踝尖上
3 寸，胫骨内侧缘后际。

药物处方：肉桂、独活、桑寄生、菟丝子、牛膝、杜仲各 10 克。

⚙ 操作

　　上述药物按照以上比例，研末后密封保存备用。贴敷时取少量药末与姜
汁调和，做成 1cm 直径的药丸贴敷在所选穴位上，外用医用橡皮膏固定。每
日贴敷 1 次，每次贴敷 2~4 小时。7 天为 1 疗程。

肝气瘀滞

辨证要点

月经先后不定期，量少色暗有块，排出不畅，伴有少腹胀痛，乳胀胁痛，精神抑郁，舌红，脉弦涩。

治则

疏肝解郁。

处方

体穴处方：气海、子宫、太冲、次髎。（图 8-3-8~ 图 8-3-10）

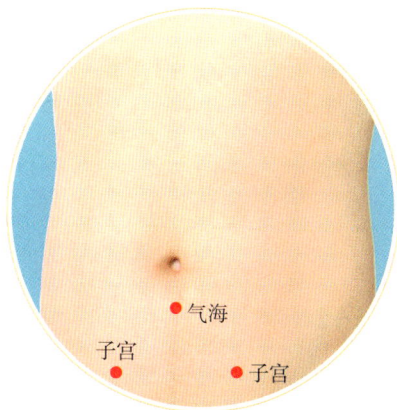

图 8-3-8　气海、子宫体表定位

气海：在下腹部，脐中下 1.5 寸，前正中线上。

子宫：在下腹部，脐中下 4 寸，前正中线旁开 3 寸。

太冲：在足背，第 1、2 跖骨间，跖骨底结合部前方凹陷中，或触及动脉搏动。

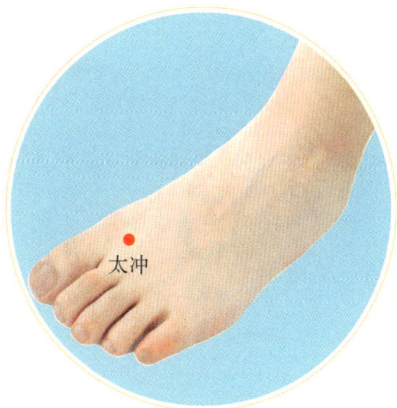

图 8-3-9　太冲体表定位

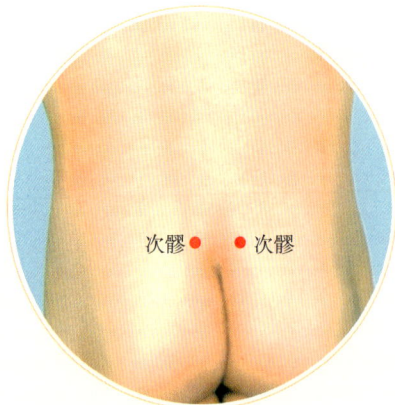

次髎：在骶区，正对第 2 骶后孔中。

图 8-3-10　次髎体表定位

药物处方：乳香、没药、香附、川芎各 10 克。

⚙ 操作

　　上述药物按照以上比例，研末后密封保存备用。贴敷时取少量药末与姜汁调和，做成 1cm 直径的药丸贴敷在所选穴位上，外用医用橡皮膏固定。每日贴敷 1 次，每次贴敷 2~4 小时。7 天为 1 疗程。

寒凝血瘀

⚙ 辨证要点

　　表现为经期延后，色暗量少，小腹冷痛，得热则减，或畏寒肢冷，舌苔薄白，脉弦紧。

⚙ 治则

　　温经散寒。

处方

体穴处方：关元、子宫、次髎。（图 8-3-11、图 8-3-12）

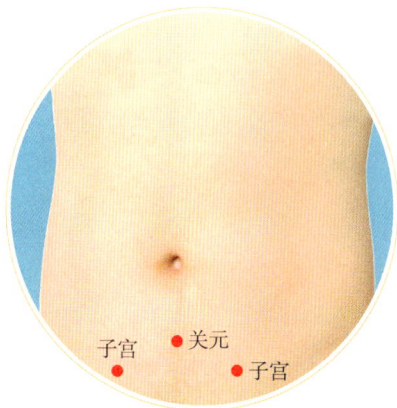

关元：在下腹部，脐中下 3 寸（4 横指），前正中线上。

子宫：在下腹部，脐中下 4 寸，前正中线旁开 3 寸。

图 8-3-11　关元、子宫体表定位

次髎：在骶区，正对第 2 骶后孔中。

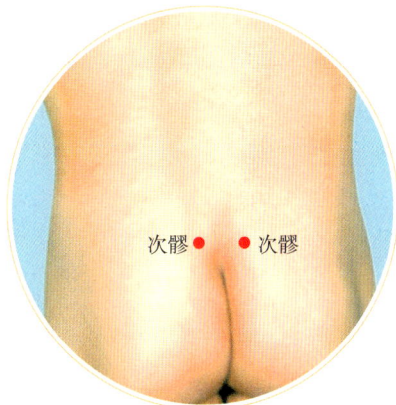

图 8-3-12　次髎体表定位

药物处方：乳香、没药、小茴香、桂枝、艾叶各 10g，细辛 6g。

操作

上述药物按照以上比例，研末后密封保存备用。贴敷时取少量药末与姜汁调和，做成 1cm 直径的药丸贴敷在所选穴位上，外用医用橡皮膏固定。每日贴敷 1 次，每次贴敷 2~4 小时。7 天为 1 疗程。

第九章

儿科疾病

第一节　小儿疳积

概述

　　小儿疳积是由于喂养不当或疾病影响，导致脾胃受损、气液耗损而形成的一种营养障碍性慢性疾病。临床以形体消瘦，面色无华，毛发干枯，精神萎靡或烦躁为特征。因其起病缓慢，病情迁延，故会不同程度的影响小儿的生长发育。

病因病机

　　引起小儿疳积的病因很多，临床以饮食不节、喂养不当、营养失调、疾病影响，及先天禀赋不足为常见。其病变部位主要在脾胃，亦可涉及五脏。基本病机为脾胃受损，津液耗伤。

辨证论治

疳气

辨证要点

　　形体消瘦，面色萎黄，食欲不振，或食多便多，大便干稀不调，精神不振，烦躁不安。舌苔白腻，脉细滑。多见于本病之初期。

🔅 **治则**

调脾健运。

🔅 **处方**

体穴处方：中脘、神阙、足三里、脾俞。（图9-1-1~图9-1-3）

中脘：在上腹部，脐中上4寸，前正中线上。剑胸结合与脐中连线的中点处。

神阙：在脐区，脐中央。

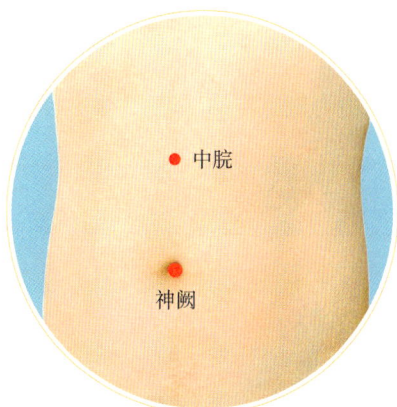

图 9-1-1　中脘、神阙体表定位

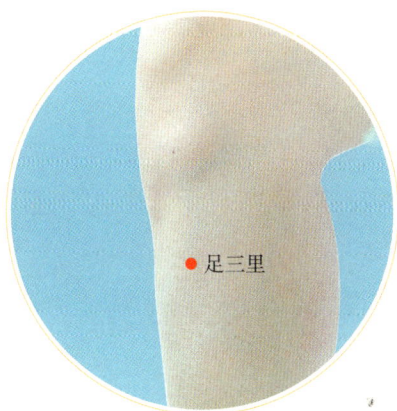

图 9-1-2　足三里体表定位

足三里：在小腿外侧，犊鼻下3寸，犊鼻与解溪连线上。

快捷取穴方法：用同侧手张开虎口围住髌骨上外缘，四指直指向下，中指尖的指处。

219

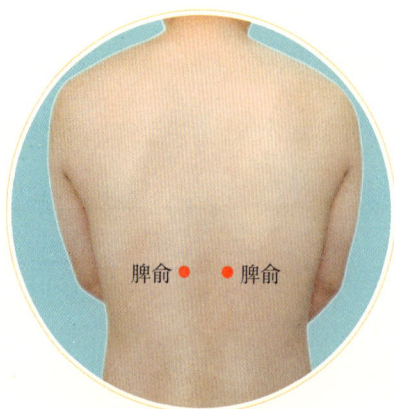

脾俞：在脊柱区，第11胸椎棘突下，后正中线旁开1.5寸。与肚脐中相对应处即为第2腰椎，第2腰椎上3个椎体，即为第11胸椎。

图 9-1-3　脾俞体表定位

药物处方： 白术、木香、豆蔻各 10g，莱菔子、砂仁各 6g。

操作

上述药物按照以上比例，研末后密封保存备用。贴敷时取少量药末与蜂蜜调和，做成 1cm 直径的药丸贴敷在所选穴位上，外用医用橡皮膏固定。每日贴敷 1 次，每次贴敷 1~2 小时。5 天为 1 疗程。

疳积

辨证要点

形体消瘦明显，脘腹胀大，甚则青筋暴露，面色萎黄，毛发稀疏易落，食欲不振，或善食易饥。舌质偏淡，苔黄腻，脉濡细而滑。多见于本病之中期。

治则

消积理脾。

处方

体穴处方：中脘、神阙、足三里。（图9-1-4、图9-1-5）

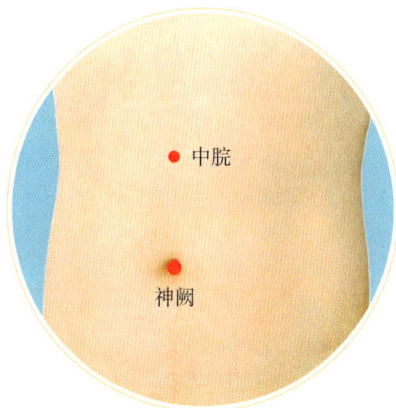

中脘：在上腹部，脐中上4寸，前正中线上。剑胸结合与脐中连线的中点处。

神阙：在脐区，脐中央。

图 9-1-4　中脘、神阙体表定位

足三里：在小腿外侧，犊鼻下3寸，犊鼻与解溪连线上。

快捷取穴方法：用同侧手张开虎口围住髌骨上外缘，四指直指向下，中指尖的指处。

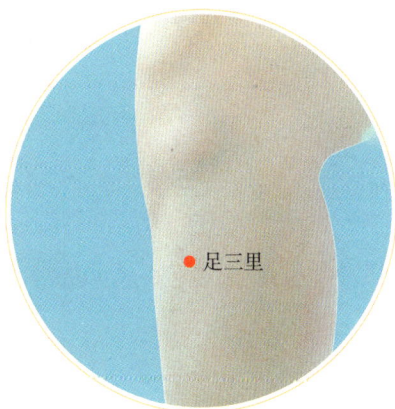

图 9-1-5　足三里体表定位

药物处方：焦二仙、炒莱菔子各10g。

操作

上述药物按照以上比例，研末后密封保存备用。贴敷时取少量药末与蜂蜜调和，做成1cm直径的药丸贴敷在所选穴位上，外用医用橡皮膏固定。每日贴敷1次，每次贴敷1~2小时。5天为1疗程。

第二节　小儿遗尿

概述

　　小儿遗尿是年满 3 周岁，尤其是 5 岁以上的儿童，具有正常排尿功能，在睡眠中小便不能自行控制。需要与泌尿系异常、感染、隐性脊柱裂导致遗尿鉴别。

病因病机

　　主要病因为肾气不足、脾肺气虚、肝经湿热。肾气不足则下焦虚寒，气化功能失调，闭藏失司，不能约束水道而遗尿；肺脾气虚则水道约束无权，所谓上虚不能制下而发为遗尿；肝经郁热，疏泄失司，或湿热下注，移热于膀胱而致遗尿。

辨证论治

肺脾气虚

◎ **辨证要点**

　　夜间遗尿，日间尿频而量多，少气懒言，神倦乏力，面色少华，常自汗出，易于感冒，食欲不振，大便溏薄，舌淡红，苔薄白，脉细而无力。

◎ **治则**

　　补肺益脾，固涩膀胱。

◎ **处方**

　　体穴处方：中脘、神阙、中极、足三里、肺俞。（图 9-2-1～图 9-2-3）

中脘：在上腹部，脐中上 4 寸，前正中线上。剑胸结合与脐中连线的中点处。

神阙：在脐区，脐中央。

中极：在下腹部，脐中下 4 寸，前正中线上。

快捷取穴方法：耻骨联合上一横指处。

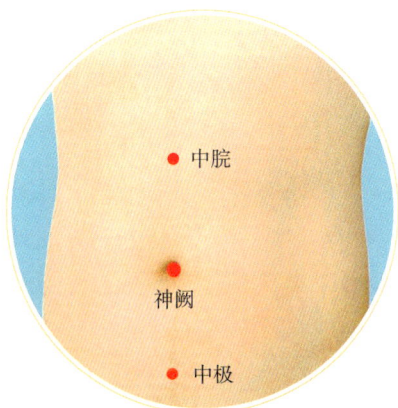

图 9-2-1　中脘至中极体表定位

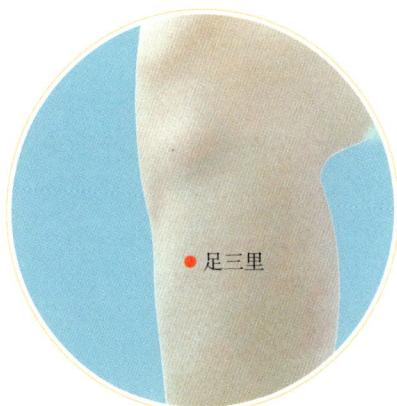

图 9-2-2　足三里体表定位

足三里：在小腿外侧，犊鼻下 3 寸，犊鼻与解溪连线上。

快捷取穴方法：用同侧手张开虎口围住髌骨上外缘，四指直指向下，中指尖的指处。

肺俞：在脊柱区，第 3 胸椎棘突下，后正中线旁开 1.5 寸。

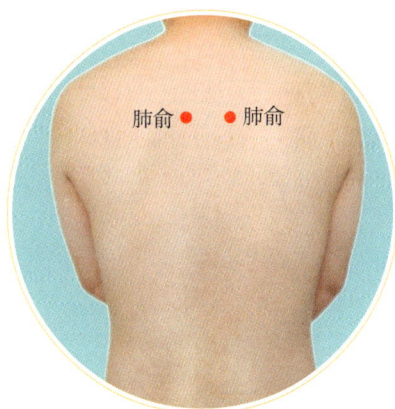

图 9-2-3　肺俞体表定位

药物处方：白术 10g、益智仁 10g、山药 10g、乌药 10g、五味子 10g。

◎ 操作

上述药物按照以上比例，研末后密封保存备用。贴敷时取少量药末与蜂蜜调和，做成 1cm 直径的药丸贴敷在所选穴位上，外用医用橡皮膏固定。每日贴敷 1 次，每次贴敷 2 小时。5 天为 1 疗程。

肾气不足

◎ 辨证要点

夜间遗尿，可达数次，尿清且长，神疲乏力，面白少华，肢冷畏寒，腰腿酸软，智力减退，舌质淡，苔白滑，脉沉迟无力。

◎ 治则

温补肾阳，固涩膀胱。

◎ 处方

体穴处方：关元、中极、肾俞、膀胱俞。（图 9-2-4～图 9-2-6）

关元：在下腹部，脐中下 3 寸（4 横指），前正中线上。

中极：在下腹部，脐中下 4 寸，前正中线上。

快捷取穴方法：耻骨联合上一横指处。

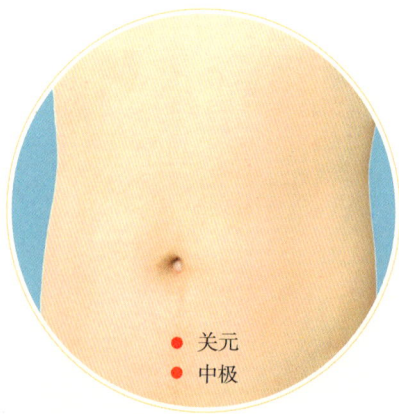

● 关元
● 中极

图 9-2-4　关元、中极体表定位

肾俞：在脊柱区，第2腰椎棘突下，后正中线旁开1.5寸。

快捷取穴方法：命门穴旁开各2横指。

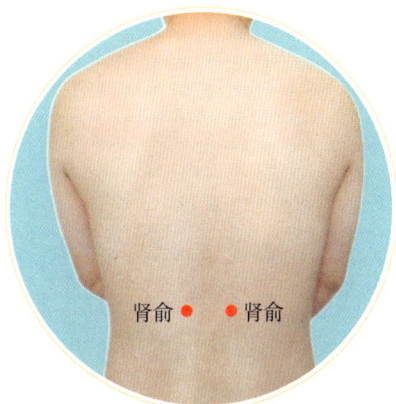

图 9-2-5　肾俞体表定位

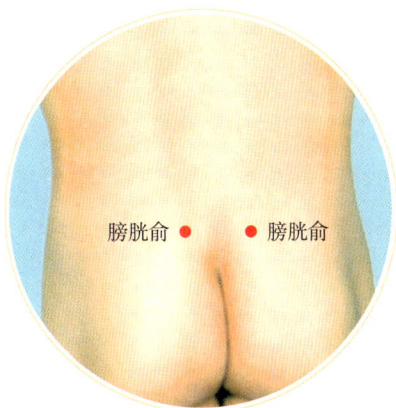

图 9-2-6　膀胱俞体表定位

膀胱俞：在骶区，横平第2骶后孔，骶正中嵴旁开1.5寸。

快捷取穴方法：髂后上棘内缘下，向后平脊正中线为第2骶后孔，平齐该孔的椎体为第2骶椎。

药物处方：乌药 6g、益智仁 6g、肉桂 6g、山萸肉 6g、吴茱萸 6g。

操作

上述药物按照以上比例，研末后密封保存备用。贴敷时取少量药末与蜂蜜调和，做成 1cm 直径的药丸贴敷在所选穴位上，外用医用橡皮膏固定。每日贴敷 1 次，每次贴敷 2 小时。5 天为 1 疗程。

第三节 小儿口疮

概述

小儿口疮是以齿龈、舌体、两颊、上颚等处出现黄白色溃疡，疼痛流涎，或伴发热为特征的疾病。满口糜烂，色红作痛者，称口糜。以 2~4 岁的小儿多见，一年四季均可发病，预后良好。若体质虚弱，则口疮可反复出现，迁延难愈。

病因病机

小儿口疮多由风热乘脾，心脾积热，虚火上炎所致。主要病变在心、脾、胃，久病及肾。脾开窍于口，胃络于齿龈，风热乘脾者，风热毒邪引动脾胃内热，上攻于口；或内火偏盛，邪热内积心脾，循经上炎；或久患热病、久泻不止、津液亏耗、肾阴不足，水不制火，虚火上浮，熏灼口舌，发生口疮。

辨证论治

风热乘脾

辨证要点

以口颊部、上颚、齿龈、口角溃烂为主，甚则满口糜烂，疼痛拒食，烦躁不安，口臭，涎多，小便短赤，大便秘结，或伴发热，舌红，苔黄，脉浮数。

治则

疏风散热，清热解毒。

🔸 处方

体穴处方： 大椎、曲池、足三里。（图9-3-1～图9-3-3）

大椎： 在脊柱区，第7颈椎棘突下凹陷中，后正中线上。

快捷取穴方法： 坐位低头，项后脊柱最上方突起下缘凹陷处。

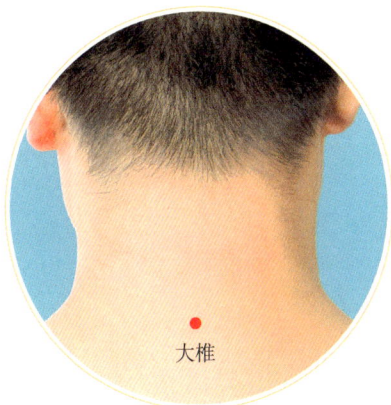

🉐 9-3-1　大椎体表定位

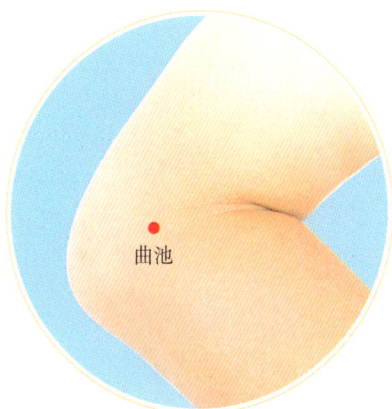

🉐 9-3-2　曲池体表定位

曲池： 在肘区，尺泽与肱骨外上髁连线的中点处。

足三里： 在小腿外侧，犊鼻下3寸，犊鼻与解溪连线上。

快捷取穴方法： 用同侧手张开虎口围住髌骨上外缘，四指直指向下，中指尖的指处。

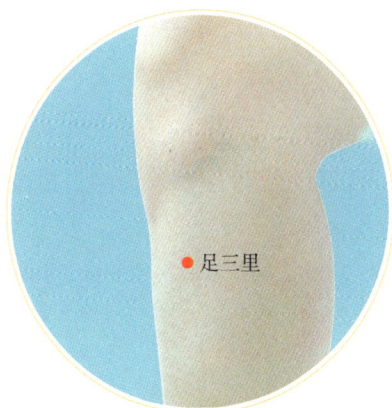

🉐 9-3-3　足三里体表定位

药物处方： 生大黄 10g、薄荷 6g、知母 10g、冰片 2g、牛蒡子 6g。

◉ 操作

上述药物按照以上比例，研末后密封保存备用。贴敷时取少量药末与蜂蜜调和，做成 1cm 直径的药丸贴敷在所选穴位上，外用医用橡皮膏固定。每日贴敷 1 次，每次贴敷 2 小时。5 天为 1 疗程。

心火上炎

◉ 辨证要点

舌上、舌边溃疡，色赤疼痛，饮食困难，心烦不安，口干欲饮，小便短黄，舌尖红，苔薄黄，脉数。

◉ 治则

清心凉血，泻火解毒。

◉ 处方

体穴处方： 劳宫、涌泉。（图 9-3-4、图 9-3-5）

劳宫：在掌区，横平第 3 掌指关节近端，第 2、3 掌骨之间偏于第 3 掌骨。半握拳，中指与无名指之间。

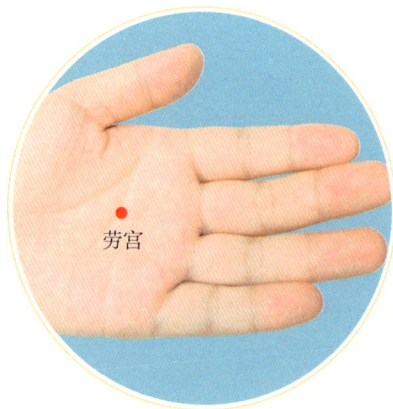

图 9-3-4　劳宫体表定位

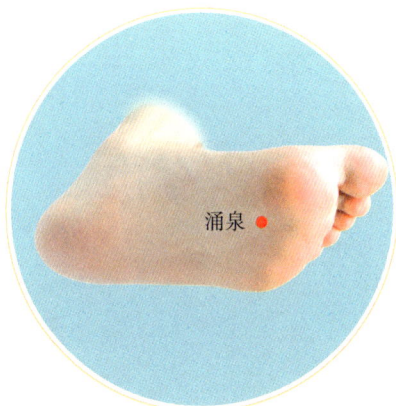

涌泉：在足底，屈足卷趾时足心最凹陷中，约足底中线前1/3处。

图 9-3-5　涌泉体表定位

药物处方： 知母 10g、黄柏 6g、黄连 6g、大黄 6g、竹叶 6g。

操作

上述药物按照以上比例，研末后密封保存备用。贴敷时取少量药末与蜂蜜调和，做成 1cm 直径的药丸贴敷在所选穴位上，外用医用橡皮膏固定。每日贴敷 1 次，每次贴敷 2 小时。5 天为 1 疗程。

虚火上浮

辨证要点

口腔溃疡或糜烂，周围不红或微红，疼痛不甚，反复发作或迁延不愈，神疲颧红，口干不渴，舌红，苔少或花剥，脉细数。

治则

滋阴降火，引火归元。

🌼 处方

体穴处方：涌泉、太溪。（图9-3-6、图9-3-7）

涌泉：在足底，屈足卷趾时足心最
凹陷中，约足底中线前1/3处。

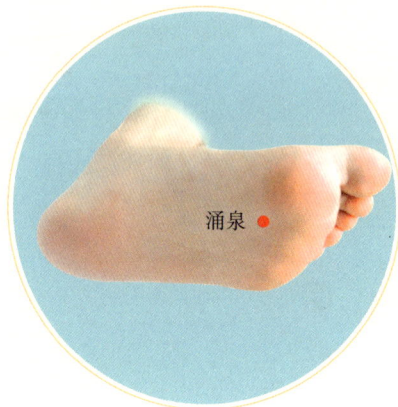

图9-3-6　涌泉体表定位

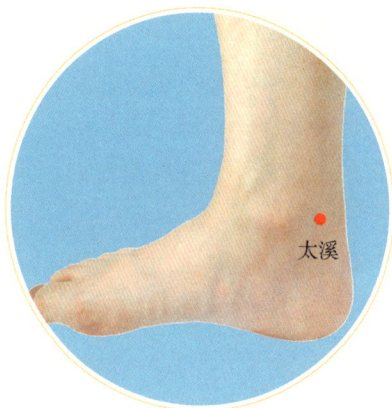

图9-3-7　太溪体表定位

太溪：在踝区，内踝尖与跟腱
之间的凹陷中。

药物处方：吴茱萸。

🌼 操作

上述药物研末后密封保存备用。贴敷时取少量药末与食醋调和，做成
1cm直径的药丸贴敷在所选穴位上，外用医用橡皮膏固定。每日贴敷1次，
每次贴敷2小时。5天为1疗程。

第四节　小儿厌食

(概)(述)

　　小儿厌食是指小儿长时期食欲不振，食量减少，不思饮食，甚至拒食，而精神状态正常的一种常见病证。中医认为小儿脏腑娇嫩，各系统功能发育不够完善，加之饮食不节，喂养不当，长期偏食，损伤脾胃，从而食欲不振，肌肉消瘦，影响正常的生长发育。

　　西医学中小儿消化功能紊乱，以食欲不振、腹泻、便秘、腹胀等为主要表现的疾病，可参考本篇论治。

(病)(因)(病)(机)

　　本病的病位主要在脾胃。小儿脏腑娇嫩，形气未充，脾常不足，故脾胃的运化受纳功能常常受到各种因素的影响。饮食不节，喂养不当；多病久病，损伤脾胃；先天不足，后天失养；情绪变化，思虑伤脾等均可影响脾胃的运化受纳功能。

(辨)(证)(论)(治)

脾失健运

◎ 辨证要点

　　厌恶进食，食不知味，常伴有嗳气泛恶，胸闷脘痞，大便不畅，偶尔多食则脘腹胀满，舌质淡红，苔白腻或微黄，指纹淡，脉濡缓或滑数。

◎ 治则

　　健脾助运。

处方

体穴处方：中脘、天枢、足三里、脾俞、胃俞。（图 9-4-1~ 图 9-4-3）

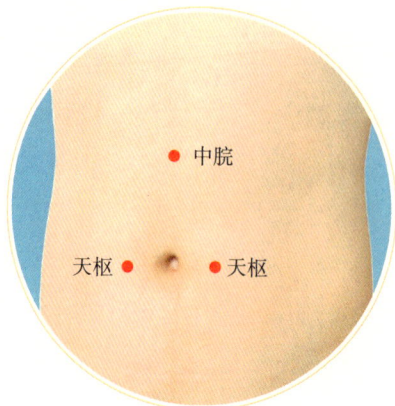

图 9-4-1　中脘、天枢体表定位

中脘：在上腹部，脐中上 4 寸，前正中线上。剑胸结合与脐中连线的中点处。

天枢：在腹部，横平脐中，前正中线旁开 2 寸。

足三里：在小腿外侧，犊鼻下 3 寸，犊鼻与解溪连线上。

快捷取穴方法：用同侧手张开虎口围住髌骨上外缘，四指直指向下，中指尖的指处。

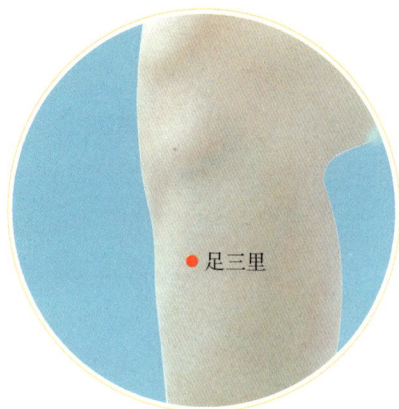

图 9-4-2　足三里体表定位

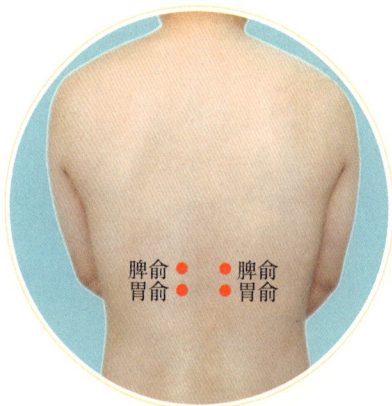

图 9-4-3　脾俞、胃俞体表定位

脾俞：在脊柱区，第 11 胸椎棘突下，后正中线旁开 1.5 寸。与肚脐中相对应处即为第 2 腰椎，第 2 腰椎上 3 个椎体，即为第 11 胸椎。

胃俞：在脊柱区，第 12 胸椎棘突下，后正中线旁开 1.5 寸。与肚脐中相对应处即为第 2 腰椎，由第 2 腰椎往上摸 2 个椎体，即为第 12 胸椎。

药物处方：白术、茯苓、肉豆蔻、砂仁各 10g。

操作

上述药物按照以上比例，研末后密封保存备用。贴敷时取少量药末与蜂蜜调和，做成 1cm 直径的药丸贴敷在所选穴位上，外用医用橡皮膏固定。每日贴敷 1 次，每次贴敷 2 小时。5 天为 1 疗程。

饮食积滞

辨证要点

厌食腹胀，睡眠不安，口臭烦躁，大便不调，便下臭秽，舌苔厚腻，脉滑实，指纹紫滞。

治则

消积导滞。

处方

体穴处方：中脘、天枢、足三里、脾俞、胃俞。(图 9-4-4～图 9-4-6)

中脘：在上腹部，脐中上 4 寸，前正中线上。剑胸结合与脐中连线的中点处。

天枢：在腹部，横平脐中，前正中线旁开 2 寸。

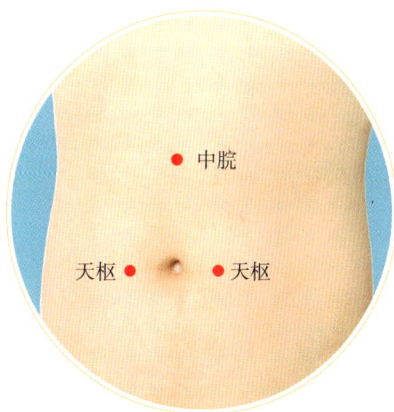

图 9-4-4　中脘、天枢体表定位

足三里：在小腿外侧，犊鼻下3寸，犊鼻与解溪连线上。

快捷取穴方法：用同侧手张开虎口围住髌骨上外缘，四指直指向下，中指尖的指处。

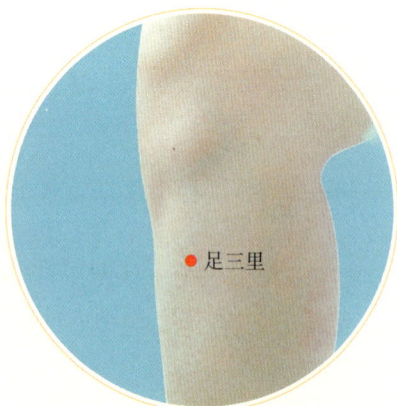

图 9-4-5 足三里体表定位

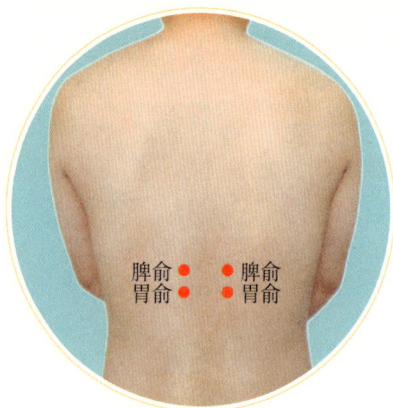

图 9-4-6 脾俞、胃俞体表定位

脾俞：在脊柱区，第11胸椎棘突下，后正中线旁开1.5寸。与肚脐中相对应处即为第2腰椎，第2腰椎上3个椎体，即为第11胸椎。

胃俞：在脊柱区，第12胸椎棘突下，后正中线旁开1.5寸。与肚脐中相对应处即为第2腰椎，由第2腰椎往上摸2个椎体，即为第12胸椎。

药物处方： 焦三仙、莱菔子、大黄、枳实各6g。

操作

上述药物按照以上比例，研末后密封保存备用。贴敷时取少量药末与蜂蜜调和，做成1cm直径的药丸贴敷在所选穴位上，外用医用橡皮膏固定。每日贴敷1次，每次贴敷2小时。5天为1疗程。

第五节　小儿汗证

概述

汗证是指不正常出汗的一种病证，即小儿在安静状态下，日常环境中，全身或局部出汗过多，甚则大汗淋漓。小儿汗证有自汗、盗汗之分。睡中出汗，醒时汗止者，称盗汗；不分寤寐，无故汗出者，称自汗。盗汗多为阴虚，自汗多为阳虚。但小儿汗证往往自汗、盗汗并见。需注意鉴别，以免贻误诊治。

病因病机

小儿汗证多因先天禀赋不足，或后天脾胃失调，肺气虚弱，表虚不固，营卫不和，致营气不能内守而敛藏，卫气不能卫外而固液从皮毛外泄，故汗出不止。小儿脾常不足，若平素饮食甘肥厚腻，可致积滞内生，郁而生热，蕴阻脾胃，湿热郁蒸，外泄肌表而致汗出。

辨证论治

肺卫不固

辨证要点

以自汗为主，或伴盗汗，以头部、肩背部汗出明显，动则尤甚，神疲乏力，面色少华，平时易患感冒。舌淡，苔薄，脉细弱。

治则

益气固表。

🌸 处方

体穴处方： 大椎、神阙、气海、关元、肺俞。（图9-5-1~图9-5-3）

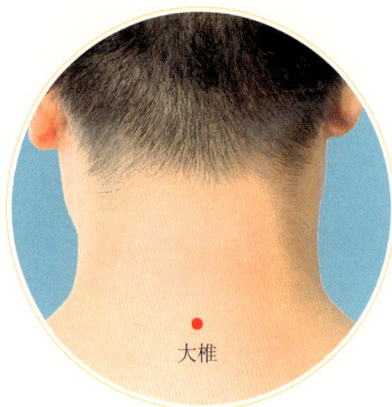

图 9-5-1　大椎体表定位

大椎： 在脊柱区，第7颈椎棘突下凹陷中，后正中线上。

快捷取穴方法： 坐位低头，项后脊柱最上方突起下缘凹陷处。

神阙： 在脐区，脐中央。

气海： 在下腹部，脐中下1.5寸，前正中线上。

关元： 在下腹部，脐中下3寸（4横指），前正中线上。

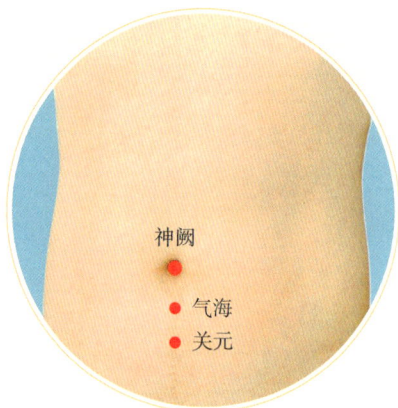

图 9-5-2　神阙至关元体表定位

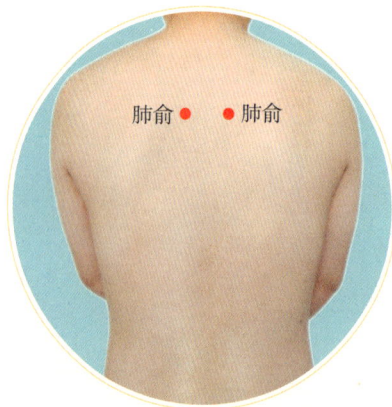

图 9-5-3　肺俞体表定位

肺俞： 在脊柱区，第3胸椎棘突下，后正中线旁开1.5寸。

药物处方： 黄芪 10g，党参 10g，白术 10g，防风 10g。

⊙ 操作

　　上述药物按照以上比例，研末后密封保存备用。贴敷时取少量药末与蜂蜜调和，做成 1cm 直径的药丸贴敷在所选穴位上，外用医用橡皮膏固定。每日贴敷 1 次，每次贴敷 2 小时。5 天为 1 疗程。

营卫失调

⊙ 辨证要点

　　以自汗为主，或伴盗汗，汗出遍身而不温，微寒怕风，不发热，或伴有低热，精神疲倦，胃纳不振，舌质淡红，苔薄白，脉缓。

⊙ 治则

调和营卫。

⊙ 处方

　　体穴处方： 膻中、气海、关元、足三里。（图 9-5-4～图 9-5-6）

　　膻中：在上腹部，横平第 4 肋间隙，前正中线上。

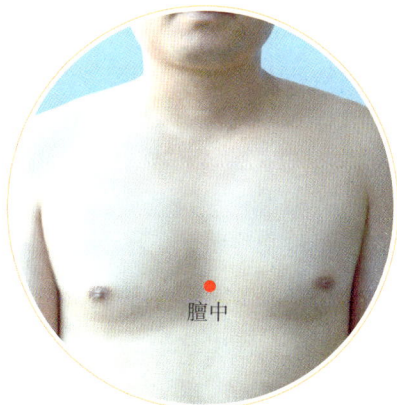

图 9-5-4　膻中体表定位

气海：在下腹部，脐中下 1.5
寸，前正中线上。

关元：在下腹部，脐中下 3 寸
（4 横指），前正中线上。

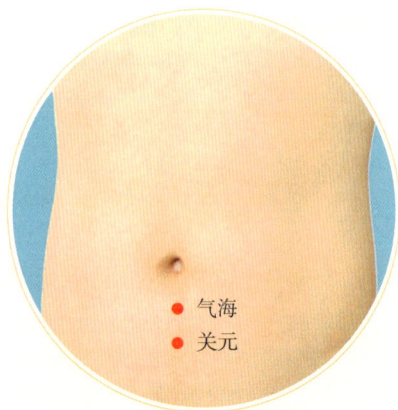

图 9-5-5　气海、关元体表定位

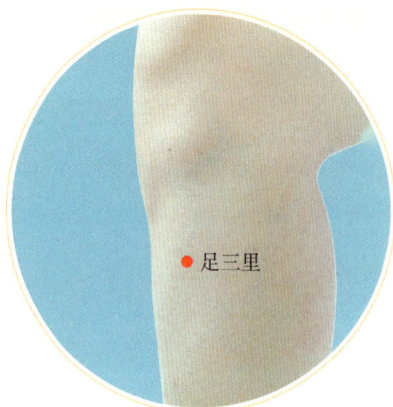

图 9-5-6　足三里体表定位

足三里：在小腿外侧，犊鼻下 3 寸，
犊鼻与解溪连线上。

快捷取穴方法：用同侧手张开虎口
围住髌骨上外缘，四指直指向下，中指
尖的指处。

药物处方：麻黄根 10g，浮小麦 20g，煅龙骨 20g，桂枝 10g。

操作

上述药物按照以上比例，研末后密封保存备用。贴敷时取少量药末与蜂
蜜调和，做成 1cm 直径的药丸贴敷在所选穴位上，外用医用橡皮膏固定。每
日贴敷 1 次，每次贴敷 2 小时。5 天为 1 疗程。

气阴亏虚

⊙ 辨证要点

以盗汗为主，也常伴自汗，形体消瘦，汗出较多，寐后汗多，或伴低热，口干，手足心灼热，哭声无力，口唇淡红，舌质淡，苔少或见剥苔，脉细弱或细数。

⊙ 治则

益气养阴。

⊙ 处方

体穴处方： 足三里、涌泉。（图9-5-7、图9-5-8）

足三里：在小腿外侧，犊鼻下3寸，犊鼻与解溪连线上。

快捷取穴方法：用同侧手张开虎口围住髌骨上外缘，四指直指向下，中指尖的指处。

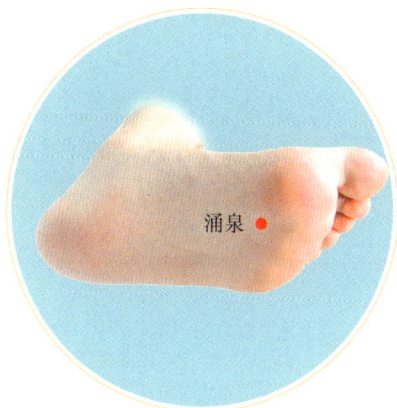

图 9-5-7　足三里体表定位

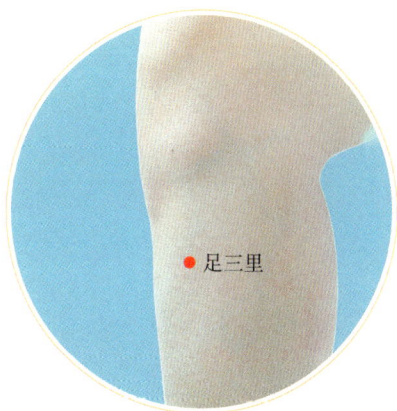

涌泉：在足底，屈足卷趾时足心最凹陷中，约足底中线前1/3处。

图 9-5-8　涌泉体表定位

药物处方： 五味子 10g、黄芪 10g、党参 10g、当归 10g。

◉ 操作

上述药物按照以上比例，研末后密封保存备用。贴敷时取少量药末与蜂蜜调和，做成 1cm 直径的药丸贴敷在所选穴位上，外用医用橡皮膏固定。每日贴敷 1 次，每次贴敷 2 小时。5 天为 1 疗程。

第十章

五官科疾病

过敏性鼻炎

概述

过敏性鼻炎，属中医"鼻鼽"范畴，主要是由于肺脾气虚，卫表不固，风寒或戾气乘虚而入，犯及鼻窍，致鼻窍壅塞所致，以鼻塞、鼻痒、流涕、打喷嚏等为主要临床表现。

西医学认为本病是特应性个体接触致敏原后，鼻黏膜发生慢性炎症反应性疾病，以鼻痒、喷嚏、鼻分泌亢进、鼻黏膜肿胀等为主要特点。

病因病机

过敏性鼻炎是患者素体肺气虚弱，卫表不固，风寒之邪乘虚而入，犯及鼻窍，邪正相搏，肺气不得通调，津液停聚，鼻窍壅塞，遂致喷嚏流清涕，此外发病日久，风邪得以内侵，致症状迁延不愈。

辨证论治

肺虚感寒

辨证要点

鼻塞、鼻痒、流清涕，常因感受寒凉或戾气而发病，伴恶风寒，面白，气短，咳嗽咳白痰，舌淡苔薄白，脉浮。

治则

补益肺气，散寒通窍。

处方

体穴处方：天突、大椎、风门、肺俞、膏肓。（图10-1-1、图10-1-2）

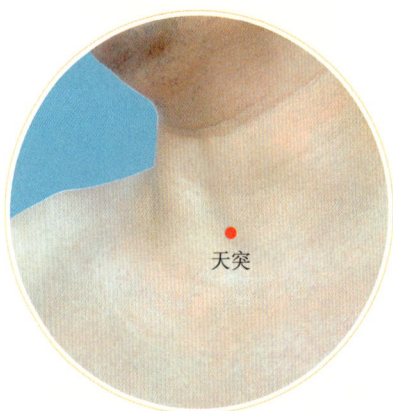

天突：在颈前区，胸骨上窝中央，前正中线上。

图 10-1-1　天突体表定位

大椎：在脊柱区，第7颈椎棘突下凹陷中，后正中线上。

快捷取穴方法：坐位低头，项后脊柱最上方突起下缘凹陷处。

风门：在脊柱区，第2胸椎棘突下，后正中线旁开1.5寸。

肺俞：在脊柱区，第3胸椎棘突下，后正中线旁开1.5寸。

膏肓：在脊柱区，第4胸椎棘突下，后正中线旁开3寸。

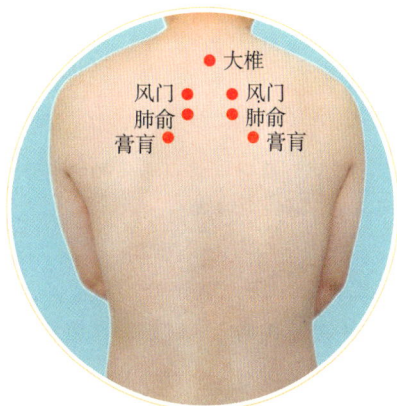

图 10-1-2　大椎至膏肓体表定位

药物处方：白芥子 10g、延胡索 10g、麻黄 10g、白芷 10g，细辛、甘遂各 6g。

操作

上述药物按照以上比例，研末后密封保存备用。贴敷时取少量药末与姜汁调和，做成 1cm 直径的药丸贴敷在所选穴位上，外用医用橡皮膏固定。每日贴敷 1 次，每次贴敷 2~4 小时。7 天为 1 疗程。

肾阳亏虚

辨证要点

鼻塞，鼻痒，喷嚏较多，遇风冷则易复发，伴畏寒肢冷，小便清长，大便溏薄。舌淡，苔白，脉沉细。

治则

温肾助阳，通利鼻窍。

⚛ 处方

体穴处方：大椎、风门、肺俞、脾俞、肾俞。（图 10-1-3）

大椎：在脊柱区，第 7 颈椎棘突下凹陷中，后正中线上。

快捷取穴方法：坐位低头，项后脊柱最上方突起下缘凹陷处。

风门：在脊柱区，第 2 胸椎棘突下，后正中线旁开 1.5 寸。

肺俞：在脊柱区，第 3 胸椎棘突下，后正中线旁开 1.5 寸。

脾俞：在脊柱区，第 11 胸椎棘突下，后正中线旁开 1.5 寸。与肚脐中相对应处即为第 2 腰椎，第 2 腰椎上 3 个椎体，即为第 11 胸椎。

肾俞：在脊柱区，第 2 腰椎棘突下，后正中线旁开 1.5 寸。

快捷取穴方法：命门穴旁开各 2 横指。

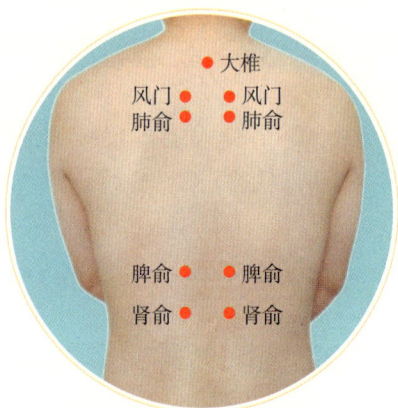

⚛ 10-1-3　大椎至肾俞体表定位

药物处方：丁香 10g、吴茱萸 10g、肉桂 10g、白芥子 10g、延胡索 10g、细辛 6g。

⚛ 操作

上述药物按照以上比例，研末后密封保存备用。贴敷时取少量药末与姜汁调和，做成 1cm 直径的药丸贴敷在所选穴位上，外用医用橡皮膏固定。每日贴敷 1 次，每次贴敷 2~4 小时。7 天为 1 疗程。